KB088695

에너지성학 창안자 이여명 박사의 소녀경 실전코칭

性수련으로 풀이한 소녀경

편저 이 여 명 박사

고려대학교 영어영문학과, 원광대대학원 기학(氣學) 박사과정을 졸업했으며
동원대학교 뷰티디자인학과의 외래교수로 재직한 바 있다.
방중 양생학의 세계적 전문가로서 한국 최초로 멀티오르가즘 이론을 전개하며
1997년부터 성인 성교육을 시작했다. 또한 세계 최초로 타오수련에 입각한
4브레인 생활수행을 체계화하여 보급했으며, 이를 손쉽고 과학적인 심신 수련법으로
자리매김하고 국민 건강요법으로 널리 전하는 데 힘쓰고 있다.
현재 타오월드협회 회장을 맡고 있으며, 에너지오르가즘 국민운동을 펼치고
한국 남녀의 성의식·성건강을 향상시키기 위해 온라인 성교육사이트인
타오러브(taolove.kr)를 운영하며 에너지오르가즘과 타오러브 섹서사이즈를 전문 지도하고 있다.

저서 〈충전되는 에너지오르가즘 비법〉, 〈오르가즘 혁명〉, 〈복뇌력〉, 〈배마사지 30분〉,
〈뱃속다이어드 장기마사지〉, 〈자유명싱〉 외 다수
역서 〈장기氣마사지 I , II 〉, 〈멀티오르가즘맨〉, 〈멀티오르가즘커플〉, 〈치유에너지 일깨우기〉,
〈골수내공〉 외 다수
논문 〈장기 기마사지가 상기증 해소에 미치는 영향〉(석사논문)
〈빌헬름 라이히의 성이론 연구〉(박사논문)

이여명 박사의 소녀경 실전코칭

性수련으로 풀이한 소녀경

지은이   이여명
펴낸이   이영주
편집   이은선

2018년 9월 20일 초판 1쇄 발행
2020년 9월 20일 초판 2쇄 발행

펴낸곳   도서출판 타오월드
출판등록 1993.4.23. 제10-812호
주소   서울 종로구 돈화문로 88, 일중빌딩 2층
전화   (02)765-3270 / 팩스 (02)765-3271
홈페이지 www.taoworld.kr / www.taolove.kr

ⓒ 타오월드 2018, Printed in Korea
ISBN 978-89-85501-32-3 03510

값 38,000원

▶ 잘못 만들어진 책은 구입처에서 바꾸어 드립니다.

에너지성학 창안자
이여명 박사의 소녀경 실전코칭

性수련으로 풀이한 소녀경

타오월드

목차

소녀경(素女經)과 소녀경 강좌에 대하여

『소녀경(素女經)』은 건강한 성생활을 위한 도가의 자연주의 사상과 고대 중국의학을 토대로 쓰인 중국 최초의 성철학서이자 성의학서로, 인도의 『카마수트라(기원전 4세기)』와 함께 동양의 2대 성고전이다. 그리고 중국의 가장 오래되고 권위 있는 의서가 『황제내경(黃帝內徑)』 이라면 그에 비견하는 성의학서는 『소녀경』이라고 할 수 있다.

책의 명칭에서 알 수 있듯이 이들은 모두 단지 의서나 성의학서에 그치지 않고 동양의 천리를 담고 있는 도학서나 경전들이다. 하지만 『황제내경』은 그 진가를 인정받고 있는 반면에 『소녀경』은 미신이나 잡설을 담고 있고, 심지어는 혹세무민하는 삿된 책으로 간주되는 경향도 적지 않으니, 성에 대한 언급이 예나 지금이나 저급한 일로 취급받는 현실이 참으로 안타까울 따름이다.

우선 『소녀경』의 연원을 살펴보자. 『소녀경』은 산실(散失)된 저작으로 진(晉)나라 때 갈홍의 『포박자(抱朴子)』 및 『수서·경적지(隨書·經籍志)』에서 언급되었다. 원제목은 『소녀비도경(素女祕道經)』이며[1], 『소녀경』의 원본은 중국에서 실전된 지 오래고 일본인 단파강뢰(丹波康賴)가 982년에 지은 『의심방(醫心方)』 28권에 『소녀경(素女經)』, 『현녀경(玄女經)』, 『옥방비결(玉房祕訣)』, 『옥방지요(玉房指要)』, 『동현자(洞玄子)』 등과 함께 편집되어 전해졌다. 중국에서 오대(五代)의 난리를 겪은 뒤로 사라진 『소녀경』이 일본을 통해서 온전히 전수된 것은 유구한 동양 지혜의 보고를 보전했다는 측면에서 천만다행이라 하지 않을 수 없다.

그런데 1973년 말, 중국 호남성 장사(長沙)에서 발견된 한(漢)나라(BC202~AD2) 시대의 무덤인 마왕퇴(馬王堆)에서 다량의 고대문헌들이 발굴되어 고고학상의 일대 혁명이 일어났다. 거기에는 고대의 철학, 역사, 자연과학, 의약학 등 각 분야의 저작이 포함되어 있었다. 그중 의서가 15종인데 방중 의서가 5종이나 포함되어 있는 걸 보면, 고대의학에서 방중 양생을 얼마나 중시했는지 알 수 있다.

백서 정리반에서 이 5종의 방중술 관련 저작들을 처음 시작되는 글자를 따서 각각 『십문(十問)』, 『합음양(合陰暘)』, 『천하지도담(天下至道談)』, 『양생방(養生方)』, 『잡료방(雜療方)』이라 이름붙였다. 이 저서들은 중국 진한(秦漢) 시기 문헌의 공백을 메우는 중국에 현존하는 가장 오랜 방중서로 중국 성의학 연구에 귀중한 자료가 되었다. 그 내용

---

1) 『현녀경(玄女經)』과 함께 있으며 『소녀방(素女方)』 1권도 있다고 했다.

은 『소녀경(素女經)』의 맥락과 거의 동일하며 산실된 『소녀경』의 원본격이라고 해도 틀리지 않을 것이다.

그 내용은 현대 성의학자들이 연구한 이론과 방법을 넘어서 방중 양생(養生)과 우생(優生), 성병리와 성치료, 성생리, 성심리, 성테크닉, 더나아가 성을 통한 정신수행까지 현대인들이 미처 생각하지 못한 다양하고 깊이 있는 내용까지 진지하게 연구되어 있다. 성의 쾌락을 고차원적으로 즐기면서도 방중 양생을 통해 건강과 장수를 얻고 신선이 되는 방법, 즉 정신적 깨달음에 이르는 방법까지 제시하고 있는 것이다. 성수련을 통해 음양합일의 조화롭고 전체적인 성을 직접 체험해 보지 않고는 실로 그 심오한 내용을 제대로 이해하지 못할 것이다.

『소녀경』은 『황제내경』처럼 대화체로 서술되어 있다. 황제와 소녀, 현녀, 채녀, 팽조 등이 등장인물들이다. 모두가 역사적 인물들이면서 가탁된 신화 속의 인물들이다.

황제(黃帝)는 신농(神農), 복희(伏羲)와 함께 중국 고대 삼황 중 일인인데 소녀에게 음양의 교접지도를 배우기도 하고 궁극적으로 음양술을 터득한 노(老)철인으로 등장한다. 소녀(素女), 현녀(玄女), 채녀(采女)는 음양지도를 터득한 여신선으로 등장하여 황제에게 가르침을 준다. 팽조(烹調)는 방중술의 대가이자 도인(導引)법의 완성자로, 선인계의 원로로 있으면서 강정약을 복용하여 젊은 모습을 하고 있었다 한다.

이처럼 역사적으로 권위 있는 인물들이나 신화 속의 인물들을 가탁한 것은 가르침의 내용을 신비롭고도 권위적으로 보이려는 저자의 의도일 것이다. 아무튼 대화체는 동서양의 고전들에서 공통적으로 보이는 서술방식으로, 배우는 이들이 지루하지 않고 쉽게 이해할 수 있도록 채택한 형식이라고 할 수 있다.

이제 『소녀경』을 마왕퇴에서 새롭게 발견된 『십문(十問)』, 『합음양(合陰陽)』, 『천하지도담(天下至道談)』 등의 성고전들과 비교하고, 현대 성의학과 필자의 성수련 체험에 근거하여 체계적으로 풀이해보고자 한다.

사실 『소녀경』 번역서와 해설서는 지금까지 여러 종 출간되었다. 하지만 기존의 『소녀경』 번역서와 해설서들은 그 내용이 대부분 기초적인 해설서 수준을 벗어나지 못하고 대동소이하다. 그리고 그 해석이 다소 신비주의적이고 추상적 해설 위주로 그치는 경향이 있어, 『소녀경』의 내용과 방법론을 구체적으로 이해하는 데는 아쉬움이 있었다.

필자는 이런 점을 감안하여 『소녀경』에 대한 과학적 이해를 바탕으로 실전에서 적용할 수 있도록 번역하고 해설하는 데 중점을 두었다. 이런 실전적 이해는 필자가 오랜 성수련과 성교육 경험을 통해 터득하고 실증하였기 때문에 가능한 것이다. 동양의 학문, 특히 수련체계는 직접 체득하지 않고는 그 깊이를 이해할 수 없다.

『소녀경』 번역은 원문을 충실히 옮기도록 노력했지만, 실제 성생활에 응용하기 쉽도록 의역한 부분도 적지 않다. 하지만 한문 실력 부족으로 오역도 다소 있으리라 생각된다. 그런 부분은 독자의 따뜻한 질책을 바라며 더욱 심도 깊고 폭넓은 후학의 연구를 기대한다.

일찍이 중화민국 때 섭덕휘(葉德輝)가 『소녀경』을 자신의 『쌍매경암총서(雙梅景闇叢書)』에 넣을 때 쓴 서문 중에 이런 글귀가 있다.

"독자들이 수서(隋書)와 당서(唐書)의 옛 글들에서 옛 성인(聖人)들이 음악을 제정하고 정(情)을 다스린 법도와, 생명을 연장시키고 자손을 생산한 중요한 도를 구한다면, 태평성세를 구가하는 동족이 중국에 번성하게 될 것이다. 그리하여 화평하고 장수하는 좋은 조짐이 우주에 넘쳐흐르게 될 것이다. 적당한 세상에, 통달한 사람이 나와서 이것을 익히 암송하여 학문으로 발돋움시킨다면 그 음양의 시작과 마침의 의의를 마음에 생각해주리라."

필자가 바라는 바도 『소녀경』을 편집하여 널리 알리고자 한 섭덕휘(葉德輝)의 그것과 크게 다르지 않다. 부디 옛 성현들이 가르친 음양 교접의 도를 현대인들이 한층 성숙하게 깨쳐 건강한 즐거움을 누리며 태평성세를 구가하고, 이 화평한 기운이 온 우주에 흘러넘치길 바라는 바이다.

필자가 과연 섭덕휘(葉德輝)가 고대했던 그 달인의 경지에 이르렀는지는 의문이지만, 옛 성현의 지혜를 익혀 학문적으로 체계화하고자 노력하고 있는 것만큼은 분명하다. 동서고금의 성학을 통합하여 새로운 21세기 소녀경을 제시하려는 이 작업이 부디 만인의 행복과 건강과 깨달음에 조금이나마 보탬이 되길 바란다.

2018년 7월 편저자 이여명

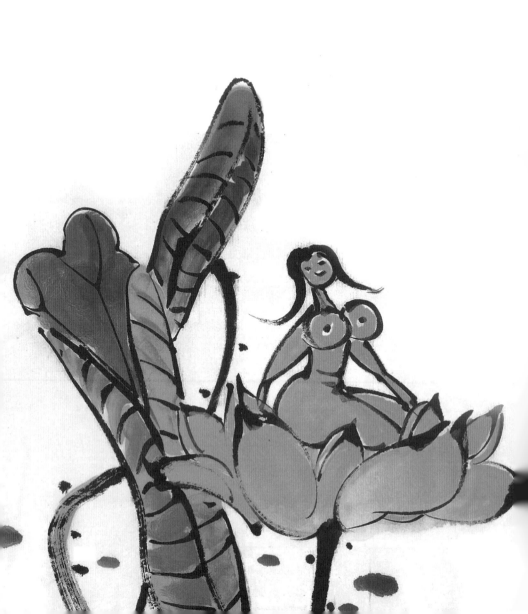

제 1 장

할수록 기운이 충전되는
방중술 비법

제1강

·

불과 물이 어우러지는
음양교접의 도

黃帝問素女曰 : "吾氣衰而不和, 心內不樂, 身常恐危, 將如之何?"
황제문소녀왈   오기쇠이불화   심내불락   신상공위   장여지하

素女曰 : "凡人之所以衰微者, 皆傷於陰陽交接之道爾。夫女之勝
소녀왈   범인지소이쇠미자   개상어음양교접지도이   부녀지승

男, 猶水之勝火。知行之, 如釜鼎能和五味, 以成羹臛。能知陰陽
남   유수지승화   지행지   여부정능화오미   이성갱확   능지음양

之道, 悉成五樂 ; 不知之者, 身命將夭, 何得歡樂? 可不慎哉!"
지도   실성오락   부지지자   신명장요   하득환락   가불신재

황제(黃帝)가 소녀(素女)에게 물었다.

"요즘 짐은 원기가 쇠약하고 화순하지 못하여 마음이 즐겁지 못하고, 몸은 위태로울까봐 늘 두려움을 느끼는데, 장차 어떻게 하면 좋겠는가?"

소녀가 대답했다.

"무릇 사람이 쇠약해지는 까닭은 음양교접의 법도(陰陽交接之道)가 잘못 된 까닭입니다. 대개 여자의 정력이 남자보다 강합니다. 그것은 마치 물이 불을 끄는 이치와 같습니다. 이러한 이치를 잘 알고 교접을 하면 마치 한 솥에서 다섯 가지 맛(五味)이 어우러진 국을 끓일 수 있는 것과 같습니다.

음양교접의 도리를 알게 되면 다섯 가지 즐거움(五樂)을 능히 누릴 수 있습니다. 그것을 알지 못하는 사람은 몸을 망치고 요절해버립니다. 이러고서야 어디서 즐거움을 얻을 것이며, 어찌 조심하지 않을 수 있겠습니까?"

　동양의학과 철학은 기론(氣論)과 음양오행설에 기초를 두고 있다. 우주 만물은 기(氣)로 이루어져 있으며 기는 음양으로 나뉘고 더 나아가 오행으로 표현되어 운행한다. 음양과 오행은 서로 어울리고 대립하면서 생장수장(生長收藏)의 변화를 끊임없이 반복하며 지속한다. 음양과 오행이 조화와 대립을 적절하게 이뤄낼 때 인간의 삶이 화평하게 유지된다. 주역에서 "한번은 음이 생하고 한번은 양이 생하는 것이 도이다.(一陰一陽之爲道)" 라고 언급했듯이, 음양 변화의 원리가 바로 우주만물 운행의 이치요 도(道)라고 할 수 있다.

　그렇다면 **남녀의 교접은 음양합일의 우주적 원리를 몸으로 구현하는 가장 원초적인 행위라고 볼 수 있다.** 음양교접의 도가 제대로 행해지지 않는다면 삶의 토대가 무너지는 것과 같다. 그러므로 황제의 하문(下問)을 받은 소녀는 쇠약의 원인이 음양교접의 이치를 그르쳐 올바른 성생활을 영위하지 않았기 때문이라고 대답한 것이다.

　여성은 물이요, 남성은 불이다. 그러므로 물과 불이 어우러지게 하는 방법을 모르면 불은 물을 만나 금방 꺼지고 말 것이다. 오행상극설(五行相克說)에 따르면 수극화(水克火)이니 일반적으로 물은 불을 이기게 되어 있다. 하지만 불이 물을 만나 서서히 끓이는 법을 터득한다면, 불의 기운과 물의 기운은 서로 어우러져 하나로 교류되며 엄청난 변화가 일어난다. **불과 물이 서로 다르기에 잘 만나 화합한다면, 오히려 새로운 변화의 연금술이 일어나는 것이다.**

소녀는 남녀의 본질적 차이와 이의 조화를 오행설로 멋지게 설명하며, 남녀의 교접을 솥에서 찌개를 끓이는 것에 절묘하게 비유했다. 남녀교접의 법도를 알고 행하면 한 솥의 찌개에 다섯 가지 맛이 오묘하게 어우러지듯이 맛있는 섹스를 나눌 수 있다는 것이다. 오락(五樂)은 오욕의 즐거움인데 안이비설신(眼耳鼻舌身)이 모두 만족하는 쾌감이다. **섹스는 바로 오감의 종합예술로서 오감의 즐거운 향연이 되어야 한다.**

음양이 조화할 수 있으려면 불이 인내심을 가지고 천천히, 물을 충분히 데울 수 있어야 한다. 남성은 일단 사정을 하면 정기를 방출하여 불이 꺼짐으로 발기가 수그러든다. 남성은 정기의 급격한 소모로 심신이 노곤해지고 피곤해져서 잠밖에 생각나지 않게 된다. 반면 여성은 물이므로 열을 받으면 수증기가 될 때까지 펄펄 끓어오르기를 원한다. 물론 남성의 가열이 서투르거나 무지막지하여 빨리 성교를 끝내려고 하는 경우도 적지 않지만 말이다.

남성이 조루라면 결단코 신체 깊숙한 곳, 즉 오장(五臟)에서 우러나오는 여성의 기운의 깊은 감흥을 이끌어낼 수 없다. 솥을 충분히 데우지 못해서는 다섯 가지의 오묘한 맛을 빚어낼 수 없는 것이다. 다름 아니라 소녀는 황제에게 조루증이 있음을 지적하고 있다. 그리고 조루증은 올바른 성생활의 법도를 모르는 데서 일어나는 것이며, 성의 즐거움을 얻기보다는 결국 몸을 망쳐서 요절하게 만든다는 것이다.

서양에도 이런 경구(警句)가 있다.

"애정이란 맛 나는 요리와 같다. 맛있는 요리는 만드는 데 시간이 걸린다."

제2강
·
음양교접의 도가
참다운 강정법

素女曰：“有彩女者，妙得道術。”
소녀왈 유채녀자 묘득도술

王使彩女問彭祖延年益壽之法，彭祖曰：“愛精養神，服食眾藥，
왕사채녀문팽조연년익수지법 팽조왈 애정양신 복식중약

可得長生。然不知交接之道，雖服藥無益也。男女相成，猶天地
가득장생 연부지교접지도 수복약무익야 남여상성 유천지

相生也。天地得交會之道，故無終竟之限。人失交接之道，故有
상생야 천지득교회지법 고무종경지한 인실교접지도 고유

夭折之漸，能避漸傷之事而得陰陽之術，則不死之道也。”
요절지점 능피점상지사이득음양지술 즉불사지도야

18

소녀가 황제에게 말했다.
"채녀라는 선녀(仙女)가 있는데, 그녀는 남녀 교접의 도와 기교를 정묘하게
터득하고 있습니다."

황제는 채녀로 하여금 팽조에게 가서 오래 사는 법을 물어오게 했다.

팽조가 대답했다.
"정력을 아끼고 정신을 수양하며 여러 가지 보약을 먹으면 장수할 수 있습
니다. 하지만 남녀 교접의 도리를 모르면 보약을 아무리 복용해도 아무런
효험이 없습니다.
남녀가 서로 잘 어울리는 것은 마치 하늘과 땅이 서로 상생하는 것과 같은
이치입니다. 천지는 서로 조화롭게 사귀기 때문에 영원히 끝나지 않습니다.
하지만 사람은 교접의 이치를 잃어버려 목숨이 줄어 요절하게 되는 것입니
다. 생명이 상하는 일을 피하고 음양 교합의 이치를 깨치는 것이 바로 죽지
않는 도입니다."

이 문답에서는 인간이면 누구나 바라는 장수비결에 대해 논하고 있다. 누구나 알고 있듯이 과연 보약을 먹고 몸을 세심하게 돌보고 정신수양을 잘 하면 장수할 수 있을까?

방중술의 대가인 팽조는 교접의 도리를 모르면 그 모든 노력이 수포로 돌아긴다고 단정적으로 꼬집었다.

이 문답에서는 소녀 외에 채녀라는 선녀가 등장한다. 그녀는 재색(才色)을 겸비한 여자로 방중술에 뛰어났으며, 총명하여 하나를 가르치면 열을 아는 선녀였다. 나이가 270살이었지만 그 모습은 열대여섯 정도로 보였다고 전한다.

또한 팽조(彭祖)가 등장하는데, 소녀와 채녀의 스승인 것으로 보아 방중술의 대가였음이 틀림없다. 팽조는 신선들의 행적에 대한 기록물인 『열선전전(列仙全傳)』과 『신선전(神仙傳)』에서 선인으로 묘사되었다. 하(夏)나라를 지나 은(殷)나라 말에 이르기까지 800여 세를 살았다고 기록되어 있다. 팽조는 도인(導引), 행기술(行氣術)에 능했으며 계피, 영지와 같은 강정의 보약을 복용하여 언제나 소년과 같은 모습이었다고 한다.

팽조는 사람이 타고난 기를 손상하지 않으면 장생할 수 있다고 다음과 같이 강조했다.

"사람이 기(氣)를 받았으니 비록 방술(方術)을 모른다고 할지라도 이를 수양하기를 그에 맞게만 하면 수명을 120세까지는 누릴 수 있다. 그 수명을 누리지 못하는 자는 모두가 기를 손상했기 때문이다. 거기서 다시 조금이라도 도를 알게 되면 240세까지는 살 수 있다. 그리고 거기에 더하여 노력하면 480세까지 살 수 있으며 그 이치를 다하는 자는 죽지 않을 수 있다."

– 『신선전(神仙傳)』, 갈홍(葛洪)

팽조는 양생의 도는 단지 원래 타고난 기를 손상하지 않고 자연의 이치에 합당하게 사는 것임을 강조했다. 바로 남녀가 서로 잘 어울리는 것은 천지가 서로 생육하는 것과 같다고 보아, 음양의 교접을 양생의 근본으로 강조했다. 천지가 교접의 도를 얻음으로써 끝임 없이 순환을 이어가는 반면, 사람은 교접의 도를 잃음으로써 그 정해진 수명이 꺾여 중도에 죽게 된다는 것이다. 그러므로 사람을 상하게 하는 여러 가지 일을 피하고 음양 교합의 이치를 터득하면 그것이 곧 죽지 않는 도가 된다는 것이다.

갈홍의 『신선전(神仙傳)』에 따르면 채녀는 이렇게 들은 도의 요체를 왕에게 가르쳐주었다. 왕은 이를 실천하여 3백세를 살았으며, 힘은 장정 같아져서 신체 나이가 마치 50세 같았다. 그런데 후궁인 정녀(鄭女)가 음란하게 굴어 왕은 그녀에게 빠져서 도를 잃어 그만 죽고 말았다고 한다.

동진(東晉, 316~420) 때에 저술된 『습유기(拾遺記)』에는 여신선인 서왕모와 목왕에 관한 기이한 이야기가 기록되어 있다. 선녀계(仙女界)의 원로인 서왕모가 50세에 왕이 된 목왕이 동쪽 지방을 순시할 때 선계에서 내려와 왕과 잠자리를 같이 했다는 것이다. 이때 서왕모는 마른 대추를 자신의 질 안에 넣어서 퉁퉁하게 불린 다음 꺼내어서 왕에게 먹기를 권했다 한다.

여성의 분비액으로 불린 남성용 방중비약은 약효가 있다는 것이 현대의학으로도 증명되고 있다. 옛 조선왕실에서도 궁녀의 침 발린 연시를 왕들이 복용했다 한다.

사실 음중에 넣지 않은 대추라도 100그램 가량만 다려 마시면 부부화합의 묘약이 될 수 있다. 대추는 내장의 쇠약을 고치고 노화를 방지하며 오줌의 흐름을 원활히 하는 한편 정신 안정제로도 즉효가 있다. 한대(漢代)로부터 내려오는 감맥대조탕(甘麥大棗湯)이라는 진정제는 여성의 히스테리 증상을 고치는 데도 사용되어 왔다.

그러나 **팽조는 그런 약을 복용해도 올바른 남녀화합의 방중술을 모른다면 아무 효험이 없다**고 했다. 그 원리는 오직 천지일체의 섭리에 부합하는 남녀일체에 있다고 강조했다.

불로장생에 대한 팽조의 조언은 과장된 듯이 들릴 수도 있다. 하지만 성에너지(정기)야말로 생명을 창조하는 원초적인 에너지요, 삶의 원동력이 아닌가?

인간 존재를 지탱하는 에너지는 골반의 성에너지, 배의 신체에너지, 가슴의 감정에너지, 머리의 정신에너지로 대별할 수 있다. 이 네 가지의 에너지 중에서 성에너지는 인간의 뿌리에 해당하는 에너지라고 볼 수 있다. 인간의 생명은 성행위를 통해 잉태되며 인간 최초의 세포도 정자와 난자가 만나 이뤄지는 수정란, 즉 성세포가 아닌가?

나무는 뿌리와 줄기, 잎, 열매 등이 모두 중요하다. 하지만 뿌리가 약하다면 과연 그 나머지가 온전할 수 있으며, 크게 번성할 수 있을까? 그러므로 인간의 삶이 건강하고 행복하고자 한다면 그 뿌리 에너지인 성에너지를 조화롭게 다스리고 즐겨야 한다는 건 분명한 진리이다.

건강과 장생을 위해서는 보약, 운동, 가슴의 평화, 정신수양 등, 인간의 모든 활동이 중요하다. 하지만 그 모든 것의 근본원리인 남녀 교접의 이치를 모르고 그 뿌리 에너지인 성에너지를 함부로 낭비한다면 모든 노력이 수포로 돌아가기 쉽다.

·

많이 교접하되
적게 배설하라

彩女再拜曰:"願聞要教。"
채녀재배왈 원문요교

彭祖曰:"道甚易知，人不能信而行之耳。今君王禦萬機，治天下，
팽조왈 도심이지 인불능신이행지이 금군왕어만기 치천하

必不能備爲衆道也。幸多後宮，宜知交接之法，法之要者，在於
필부능비위중도야 행다후궁 의지교접지법 법지요자 재어

多禦少女而莫數瀉精，使人身輕，百病消除也。"
다어수녀이막수사정 사인신경 백병소제야

채녀(采女)가 다시 절하며 물었다.
"아무쪼록 남녀교접의 도리를 자세히 가르쳐 주시기 바랍니다."

팽조가 대답했다.
"교접의 도는 알기 쉽지만, 사람들이 그것을 믿지 않고 실행하지 않을 따름입니다.
지금 황제께서는 온갖 일을 보살피면서 천하를 다스리고 계시니, 모든 방사의 도리를 행하시기는 대단히 어려운 일일 것입니다.
다행히 황제께서 많은 후궁 처첩을 거느리고 계시니, 반드시 남녀 교접의 법을 알고 그 요령을 지키면 됩니다. 그 방법의 요점은 가능하면 젊은 여성을 많이 상대하되 사정은 되도록 피해야 합니다. 그러면 몸이 거뜬해지고 백병이 물러갈 것입니다."

　지금까지 방중술이 건강과 장생에 얼마나 중요한 요소인지를 누누이 강조했다. 그렇다면 방중술의 요체는 무엇인가?

　팽조는 여기서 바로 음양교접의 요점을 가르치고 있다. 젊은 여성을 많이 상대하면서도 사정을 되도록 억제하면 몸이 경쾌해지고 만병을 물리칠 수 있다는 것이다.

　이런 관점은 다른 방중술 저서에서도 보인다. 『옥방지요(玉房之要)』에서는 다음과 같이 팽조의 말을 인용하고 있다.

　"황제(皇帝)는 1,200명의 후실을 거느리면서 그들을 다 만족시켜주고 나서 선인이 되어 승천하였는데, 보통 사람들은 한 여자를 데리고도 감당을 못하여 제명도 못살고 병들어 죽는다. 방중술(房中術)의 도를 터득하는 것과 터득하지 못하는 것의 차이가 이토록 엄청난 것이다.

　그런데 그 방법을 터득하고 있는 자가 여성을 다루는 데 상대할 여성의 수가 적은 것을 한탄하는 것은 꼭 미인에게만 눈독을 들이기 때문만은 아니다. 다만 젊은 여자로서 유방이 부풀어 오르지 않고 살집이 좋은 그런 여자만을 얻으려고 힘쓰기 때문이다. 이런 조건을 갖춘 여인을 7,8명 정도만 얻을 수 있다면 그야말로 커다란 혜택을 입을 것이다."

　-『옥방지요(玉房之要)』

중국 당(唐)나라 때의 손사막(孫思邈)이 650년 무렵에 저술한 의학서 『천금요방(千金要方)』 「방중보익(房中補益)」에서도 방중술의 중요성을 다음과 같이 강조하였다.

"사람은 마흔 살 되기 이전에는 대부분 마음 내키는 대로 하는데, 마흔 살이 넘으면 일시에 기력이 쇠퇴함을 깨닫는다. 쇠퇴함이 지극(至極)한 즉 온갖 병이 생기고, 오래도록 치료하지 못하면 마침내 구제할 수 없게 된다. 그렇기 때문에 팽조(彭祖)는 사람으로써 사람을 치료하는 것이 참된 치료라고 했다. 그러므로 사십 세에 이르러서는 모름지기 방중술(房中術)을 알아야 한다.

그 길은 아주 가까운 곳에 있어 누구라도 배울 수 있지만, 그것을 실행하려고 하는 사람은 없다. 그 방법은 하루에 10여자와 교합하면서도 자기의 정은 방사하지 않는 것뿐이다. 나머지는 보약을 언제나 준비하여 한 해 동안 끊이지 않게 하면 기력이 백배하고 머리도 맑아지며, 매일 새로운 지혜가 솟아날 것이다. 이것이야말로 천금의 술법이다."

– 『천금요방(千金要方)』 「방중보익(房中補益)」, 손사막(孫思邈)

젊은 여성을 가까이 하여 양기를 보충하고자 하는 것은 동서고금을 막론하고 널리 성행한 회춘법이다. 동남동녀(童男童女)와 동침함으로써 신비의 기운을 흡수하여 장수(長壽)를 도모한 습속을 서구에서는 슈나미티즘(shunammitism)이라고 한다. 이 말은, 『구약성서』 「열왕기(列王記)」에서 다윗왕이 쇠약해지자 팔레스타인의 수넴 마을에 사는 나이 어린 슈나

미인(人)을 왕에게 바치어 동침하게 함으로써 왕의 몸이 따뜻해지게 했다고 한 데서 유래한다고 한다.

이러한 습속은 고대 로마시대에도 있었고 특히 18세기 말 파리에서는 슈나미티즘 살롱까지 등장, 14~15세 된 동녀 40여 명으로 하여금 노인들의 양쪽에 붙어 자도록 하였다고 한다. 9세기 중엽의 전설상의 여왕(女王) 요하나는 1주일에 2번씩 동남을 바꾸는 것으로 장수를 꾀했다고 한다.

『본초강목(本草綱目)』(1590)에도 11세 이전의 동남동녀와 동침하면 그 기운을 흡수하게 되어 양생(養生)에 좋다고 하였으며, 이 의서의 영향을 받은 조선 후기 이후의 한국에서도 노부모에게 효도하는 방법으로 14~15세의 동남동녀를 물색, 동침시킨 관습이 8·15광복 전까지 남아 있었다. 인도의 간디조차도 말년에 동녀들을 품고 잤다는 이야기가 있다.

과연 동남동녀(童男童女)와의 동침으로 장수를 누릴 수 있을까? 원래 동녀(童女) 동침은 성교가 배제되어 있다는 사실에 비추어보면, 본래 타고난 원기를 보존하는 측면이 더 중요하다는 사실을 알 수 있다. 젊은 여성과 교합하더라도 정력을 함부로 소진한다면 오히려 수명을 단축하고야 만다.

또한 무조건 젊다고 해서 양기를 많이 얻을 수 있는 상대인 것만은 아니다. 젊은이들과 함께 있는 것으로 회춘한다면 아마도 어린이집 교사나 초등학교 교사들은 모두 건강하고 장수하게 될 것이다. **나이보다도 나와 궁합이 잘 맞는 조건이 양생이나 성적 즐거움을 얻는 데 중요하다. 그리고 더욱 중요한 것은 성에너지를 운용하고 배양하는 능력과 기법이다.** 상대의 건강도 중요하지 않은 것은 아니지만, 나 자신에게 성에너지 조절능력

자체가 없다면 모든 조건이 무용지물이 될 것이다.

젊은 여성과의 많은 교접을 부추기는 내용으로 인해 방중 양생사상이 오도되고 삿된 방술로 취급받는 경향이 있다. 실상 방중서들 중에는 비판을 받을만한 내용들도 포함되어 있다. 『옥방비결』의 내용 중에서 한 예를 들어보자.

"음양으로 기를 취하고 생명을 기르는 법을 행하고자 하는 사람은 한 여자로 그것을 할 수 없다. 셋보다는 아홉, 그보다는 열하나를 얻는 것이 유리하니 많으면 많을수록 좋다."

(慾行陰陽取氣養生之道, 不可以日一女爲之, 得三若九若十一,
욕 행 음 양 취 기 양 생 지 도　불 가 이 일 일 여 위 지　득 삼 약 구 약 십 일
多多益善。)
다 다 익 선

"여자와 교접할 때 여자가 절정에 오르고 남자가 사정하려고 하면, 곧바로 다른 여자로 바꾼다. 다른 여자로 바꾸면 오래 살 수 있다. 항상 한 여자만 다루는 사람은 여자의 음기가 점점 미약해져 이로움 또한 적을 것이다."

(御女慾一動輒易女, 易女可長生。若故還御一女者, 女陰氣轉微,
어 녀 욕 일 동 첩 역 녀　역 녀 가 장 생　약 고 환 어 일 여 자　여 음 기 전 미
爲益亦小也。)
위 익 역 소 야

이처럼 많은 상대와 교접하라고 부추기는 내용과 동녀(童女)와 교접하면 좋다는 등의 내용이 방중술의 가치를 오도할 가능성이 매우 크다. 이런 사고방식은 남성 중심인 봉건주의 국가체제의 산물이며, 일부일처제를 채

택하고 있는 현대의 상황과는 거리가 멀다. 하지만 어떤 이들은 오랜 부부생활의 권태를 빌미삼아 여러 상대의 교체를 옹호하려 할 것이다.

나는 이런 견해를 모두 뛰어넘는 비밀을 하나 공개할까 한다. 그 비밀은 바로 접이불루(接而不漏)의 방중술에 담겨있다. 부부가 교합을 자주 해도 되도록 사정하지 않으면 두 사람 모두 청춘의 활력과 신비로운 매력을 유지할 수 있다. 음양에너지의 소모를 자초하지 않고 양극성을 끈끈하게 유지하니 부부가 평생 가족이 아닌 연인으로 지낼 수 있게 되는 것이다. 부부생활이 무미건조해지며 매너리즘에 빠지는 것은 소모적인 성생활로 성에너지의 극성을 잃어버리기 때문이다.

많은 대상을 분주하게 좇느라 안정하지 못하는 것보다 한 상대와 깊은 교감을 추구함으로써 평온함과 안락, 깊고도 새로운 느낌을 만끽하는 것이 더욱 바람직하고 건강 장생하는 길이 아니겠는가? **접이불루하는 교접의 도는 할수록 기운이 충전되고 하나의 대상에게서도 매번 새로운 쾌락과 희열을 발견하고 맛보게 해줄 것이다.**

하지만 접이블루를 완전하게 터득하기 전까지는 나이와 체력에 따라 적절한 사정이 필요하다. 적절한 사정 횟수에 대해서는 제20강 〈소녀가 가르친 사정 횟수〉(p.250)를 참조하기 바란다.

제4강

·

조화로운
남녀교접의 기술

素女曰：“御敵家，當視敵如瓦石，自視如金玉，若其精動，當疾去
소녀왈　어적가　당시적여와석　자시여금옥　약기정동　당질거

其鄉。御女當如朽索御奔馬，如臨深坑下有刃，恐墜其中。若能
기향　어녀당녀후삭어분마　여임심갱하유인　공추기중　약능

愛精，命亦不窮也。”
애정　명역불궁야

소녀가 말했다.

"상대방과 교접함에 있어 상대방을 마치 깨진 기왓장이나 굴러다니는 돌멩이 보듯 하고, 자기 자신은 황금이나 옥처럼 보지 않으면 안 됩니다.

만약 정욕이 동하여 사정이 되려고 하면, 빨리 상대방의 음도에서 물러나야 합니다. 여성을 제어할 때는 썩은 말고삐를 쥐고 사나운 말을 다루듯이, 날카로운 칼날이 있는 구덩이에 빠지게 될까 염려하여 조심하듯 주의해서 합니다. 만약 사정을 억제하여 정액을 아낄 수 있다면, 수명 또한 무궁할 수 있습니다."

이 장에서는 첫 장에서 제기한 남녀 수화(水火)의 조화를 어떻게 꾀할 것인가 하는 논의를 펼치고 있다. '여성은 물이요, 남성은 불이다.' 과연 불이 강한 물을 만나 금방 꺼지지 않고 어떻게 물을 데워 수증기로 변화시킬 수 있을까?

조루 경향은 사춘기부터 시작되니 조루의 극복은 모든 남성들의 공통 관심사가 아닐 수 없다.

소녀의 처방은 마인드컨트롤, 즉 심리적 처방부터 제시한다. 이는 탁월한 식견이 아닐 수 없다. 인간의 모든 욕망 중에서 가장 강렬한 욕망은 성욕이다. 성욕을 컨트롤할 수 있다면 자신의 육체는 물론 마음의 지배자가 될 수 있다.

그런데 사정 욕망을 주체적으로 다스릴 수 있는 남성들이 얼마 되지 않는다. 삽입 후 불과 5분을 넘지 못하는 남성들이 50% 이상이라고 한다. 이는 야동으로 성경험이 시작되어 뇌가 항상 과흥분 모드로 세팅된 탓도 적지 않다. 남자들 대부분이 여자와 섹스를 할 때 야동 자위를 하면서 익힌 순서대로 반복하는 습성이 있다. 빠르게 사정하는 습관을 바꾸고 오르가즘을 거대하고 풍부한 에너지로 전환시켜 사랑의 행위를 의미 깊은 행위로 변화시키는 법을 배워야 한다.

우선 조루를 극복하는 첫 번째 비결은 마음의 흥분과 욕망을 제어하는 것이다. 마음의 평정을 유지하면서도 성적으로 흥분하는 법을 배워야 한다. 그리고 동시에 근육을 긴장시키지 말고 긴장을 푸는 방법을 배워야 한다.

조루증을 가지고 있는 남성들은 대부분 자신의 성기 감각이 유달리 예민하여 조루가 생긴다고 믿는다. 하지만 사정을 재촉하는 것은 페니스 탓이 아니다. 오르가즘을 일초라도 빨리 맛보려는 조급한 마음이나 페니스의 말초감각에 압도당하는 뇌신경의 과잉흥분 때문이다. 그러므로 조루에 대한 황제의 고민에 경험과 지혜가 많은 소녀는 다음과 같이 충고한다.

"교합할 때 여자를 돌이나 기왓장으로 보고, 자신은 금이나 옥으로
여기도록 하십시오."

여자를 돌이나 기왓장으로 보라는 의미는 조급한 마음의 흥분을 잠재우고 평정의 상태를 유지하라는 말이다. 마음이 먼저 말초적 쾌감에 굴복할 때 정액은 마음의 명령에 따라서 분출되고 만다. 몸은 성적으로 반응하고 흥분하도록 허용하여도, 마음은 돌이나 기왓장을 보듯이 평정의 상태를 유지한다. 예쁘고 섹시한 여자가 불감증이 많은 이유를 우리는 미루어 짐작할 수 있다. 남성이 이런 여성을 만나면 지나치게 흥분하여 조급하게 사정해버리는 경우가 다반사일 것이다. 그러면 상대 여성은 미처 성적 감흥을 느낄 여유가 없을 것이다.

마음의 과민한 흥분 없이도 몸은 성에너지의 흐름에 반응하며 페니스를 일으킬 수 있다. 성욕을 발동하지 않은 유아들이 발기가 종종 되는 것을 관찰할 수 있지 않은가? **이른바 〈야동발기〉가 아닌 〈양기발기〉라고 할 수 있다. 정기가 충만할 때 양기가 스스로 동하여 발기되기도 하고, 양기가**

음기에 감응하여 저절로 발기가 일어나기도 한다.

성에너지가 충만한 상태에서 그것이 자극을 받아 흐르기 시작하면 발기는 충분히 이루어질 수 있다. 욕망이 없는 상태에서 발기가 되면 될수록 더욱더 양질의 에너지가 일깨워지고 만들어진다. 그 에너지는 온몸을 유쾌하게 적셔주고 열어주는 몸과 마음의 양식이 된다.

욕망을 느꼈다면 호흡을 깊게 하고 그 감정을 온몸으로 확대시켜라. 불같은 성적 욕망이 사그러들 때쯤 애무와 섹스에 돌입하라. 그러면 삽입 후에 자신을 콘트롤할 수 있는 자제력이 나날이 배가될 것이다.

만약 마음의 격한 흥분이 가라앉지 않는다면 섹스에 돌입하지 말고 과감히 물러나라. 섹스는 일종의 전쟁과 같다. 충분히 준비되지 않은 상태에서 전쟁에 임하면 백전백패하기 마련이다. 다음의 승리를 기약하고 전쟁에서 물러나는 것은 아주 훌륭한 전략에 속한다.

이와 같이 흥분을 잠재우는 마음의 길들이기를 거듭 하다가 보면, 어느덧 성욕은 고삐 달린 말처럼 마음의 주인의 손안에 놓이게 되는 것이다. 욕동(欲動)을 사납게 달리는 말로 비유한 것은 매우 적절한 어휘 선택이다.

조루 정복의 첫 걸음은 마음 길들이기부터 시작하라. 이 첫 단계가 충분히 훈련되면 조루 탈출은 이미 반은 성취된 것이나 다름없다.

다음 두 번째 소녀의 조언은, 정욕이 동하여 사정이 되려고 하면 빨리 상대방의 음도에서 물러나야 한다는 것이다. 이는 일종의 삽입기법이다. 초보자가 상대의 기세에 눌릴 때는 빨리 달아나는 것이 최선이다. 병법 중

36

에도 36계가 있지 않은가? 절벽에서 떨어지지 않거나 소녀의 비유대로 날카로운 칼날이 있는 구덩이에 빠지지 않으려면 그곳에서 물러나는 게 상책이 아닌가?

이런 삽입기법은 『옥방비결(玉房秘訣)』이라고 하는 중국의 성고전에 사왕생환(死往生還)으로 표현하고 있다. 이는 약입강출(弱入强出)과 같은 의미로 성기가 부드러울 때 질 속으로 깊이 들어가고 강하고 사정할 것 같을 때 물러나라는 뜻이다. 그런데 대부분의 남자들은 강할 때 의기양양하게 들어가고 사정한 후 약해져서 결국 백기를 들고 후퇴하는 경향이 있다.

일단 질 입구 쪽으로 물러나면 여성의 질 흡인력이 약해져 사정 욕구가 급속히 떨어진다. 반면에 여성의 질 입구 쪽은 신경말단들이 밀집해 있어서 짜릿한 흥분감각이 더욱 불붙는다. **여성의 물은 계속 데우면서도 남성의 사나운 불은 제어하는 삽입법이 약입강출(弱入强出)인 것이다.**

남성이 이렇게 음양 2기(氣)를 잘 화합하는 방식으로 여성을 공략하면 여성의 물을 서서히 데워 거기서 증발되는 정기를 듬뿍 흡수할 수 있게 된다. 더불어 자신의 사정은 억제하거나 지연시켜 정액을 아끼고 수명 또한 연장할 수 있다.

제5강

·

비사정 환정보뇌를 위한
호흡과 도인법

黃帝問素女曰：“今欲長不交接，爲之奈何？”
황제문소녀왈　금욕장불교접　위지내하

素女曰：“不可。天地有開闔，陰陽有施化。人法陰陽隨四時，今欲
소녀왈　불가　천지유개합　음양유시화　인법음양수사시　금욕

不交接，神氣不宣布，陰陽閉隔，何以自補？練氣數行，去故納
불교접　신기불선포　음양폐격　하이자보　연기수행　거고납

新，以自助也。玉莖不動，則辟死其舍，所以常行以當導引也。能
신　이자조야　옥경부동　즉벽사기사　소이상행이당도인야　능

動而不施者，所謂還精。還精補益，生道乃著。”
동이불시자　수위환정　환정보익　생도내저

황제가 소녀에게 물었다.

"이제 나는 한참동안 교접을 삼가려고 하는데, 어떻게 생각하는가?"

소녀가 대답했다.

"그것은 옳지 않은 생각입니다. 천지에는 열리고 닫힘이 있고, 음양에는 베풀고 화합함이 있습니다.

인간은 음양을 본받고 사계절의 변화를 따라야 합니다. 이제 이 원리를 거슬러 교접을 중단하신다면, 정신과 기혈이 널리 퍼지지 않아 음양이 닫혀 막혀버립니다. 그러면 어찌 스스로 이롭게 보충할 수 있겠습니까?

연기(煉氣)를 반복하여 낡은 기를 토해내고 새로운 기를 흡수하여 자신의 신체 건강을 도와야 합니다.

음경을 자주 쓰지 않으면, 앉은뱅이 꼴이 되어 성기능이 죽고 맙니다. 늘 실행하기 위해서는 마땅히 도인(導引)을 행해야 합니다.

또 당장 발동하더라도 사정하지 않는 것을 환정이라고 합니다. 정기를 되돌려 신체를 보익하면, 양생 장수의 도가 그대로 드러날 것입니다."

이 장에서는 정기(精氣)를 아끼는 또 다른 방법인 금욕과 성교단절이 건강과 장수에 도움이 되는가 하는 문제를 다루고 있다. 또한 양생법으로 성에너지를 순환시키는 환정법(還精法)과 함께 연기(煉氣) 호흡과 도인(導引) 등을 언급하고 있다.

정기를 아끼면 건강하고 장수할 수 있다고 이제껏 강조했는데, 그렇다면 아예 성생활을 자제하면 오래 살 수 있지 않을까? 사실 이것은 누구나 한번쯤 해볼 수 있는 생각이다.

중국에서는 송대 이후부터 나타나는 의학서는 유학적인 관점에서 건강을 바라보기 때문에 방중술에 대한 비판적인 시각이 두드러지고, 금욕이나 절욕을 강조했다. 북송(北宋)의 장군방(張君房)이 쓴 『운급칠첨』「呼吸章」의 내용을 먼저 보자.

"배우는 사람은 한 번 교접은 1년 동안 약해지고 두 번 교접은 2년 동안 약해지니, 이보다 더 과하면 곧 약세를 그치지 못하니 몸을 모두 망치게 된다고 했다. 진선(眞仙)은 이를 항상 삼가 삶을 살아가는 큰 근기로 삼을지어다."
- 『운급칠첨』「呼吸章」, 장군방(張君房)

주진형(朱震亨, 1281~1358)은 원대(元代)의 명의로 먼저 유학을 배우고, 나중에 의학을 배웠다. 그래서 방중양생의 사상적인 면에서의 주요 논

40

점도 절욕(節慾)을 강조했다. 고대 방중양생 중의 일부를 황당무계한 논리라 비판하고, 또 양유여음부족론(陽有余陰不足論, 양은 남고 음은 부족하다는 이론)이라는 독특한 견해를 제기하고 있다.

양유여음부족론(陽有余陰不足論)의 중심내용은 사람이 하늘과 땅의 기(氣)를 받아서 태어나는데, 하늘의 양기(陽氣)는 기(氣)가 되고 땅의 음기(陰氣)는 혈(血)이 되므로, 기(氣)는 항상 유여(有餘)하고 혈(血)은 항상 부족하다는 것이다.

"내경(內經)에서 말하기를 '나이가 사십이면 음기(陰氣)가 저절로 반이 되어 기거(起居)가 쇠약해진다.'라고 하였다. 또한 말하기를 '남자가 64세가 되면 정(精)이 끊어지고 여자는 49세가 되면 월경(月經)이 끊어진다.'라고 하였다. 음기(陰氣)가 성숙하더라도 다만 30년의 시청언동(視聽言動)을 공급하고 먼저 이지러지는 것이다. 사람의 정욕(情欲)이 끝이 없으니 이 이루기 어렵고 이지러지기 쉬운 음기(陰氣)를 어떻게 공급할 수 있겠는가?"

나이 들어서도 사람이 정욕대로만 행하면 음기가 손상되어 더 이상 공급되지 않으니 절제를 하라는 것이다. 방실생활이 음정을 최고로 소모하고 흩어지게 하니, 마땅히 방사를 절제해야 하며 음정의 소모를 방지해야 한다는 것이다. 고대 방중가의 '많이 접할수록 좋다(御女多多益善)'라고 하는 말을 황당무계하다고 비판한다. 동시에 일방적으로 성생활이 보익 작용을 한다고 강조하는 것을 반대한다.

우리나라의 『동의보감』에서도 정기신론(精氣神論)에 의한 양정(養精)의 방법을 논하고 있으나 금욕을 중시하는 성리학적 사고에 따라 철저한 〈금욕위주의 양정 방법〉을 논하고 있다. 정은 지극한 보배가 되니 성욕을 억제하여 정액을 잘 간직해야 한다고 주장한다. 그리고 성욕을 절제하지 못하면 목숨까지 잃을 수 있다고 강조하고 있다.

"대저 정(精)이란 최상의 고귀함이란 뜻이다. 인체의 정은 고귀한 것이기 때문에 극히 소량밖에 없다. 인체를 통틀어 1승 6합밖에 없다. 그런데 한번 섹스를 할 때마다 반합이 없어진다. 정을 없애기만 하고 보탬이 없으면 정이 고갈되고 신체는 피폐해진다. 그러므로 인간의 욕망을 절제하지 않으면 정이 소모되고, 정이 소모되면 기가 쇠퇴한다. 기가 쇠퇴하면 병에 이르게 된다. 그러니 참으로 정은 사람 몸의 지극한 보배가 아니겠는가?"
-『동의보감』, 허준

"만약 나이 60이 되어서 수십일 동안 성생활을 하지 않아도 아무 생각이 없는 사람은 정액이 절로 줄어든 것이다. 또한 성욕이 갑자기 왕성한 것을 느끼면 반드시 삼가고 억제해야 한다. 특히 마음 내키는 대로 성생활을 지나치게 하여 제 몸을 스스로 죽게 하지 말아야 한다. 만약 한번 억제하면 이것은 일어나려는 불을 한번 끄고 기름을 한 번 더 친 것이 된다. 만약 억제하지 않고 마음 내키는 대로 정액을 내보내면 이것은 기름불이 곧 꺼지려는데 그 기름을 쏟아 버리는 것과 같다. 어찌 깊이 생각하여 스스로 억제하지 않을 수 있겠는가?"

-『동의보감』, 허준

소녀는 금욕은 옳지 않은 생각이라고 단호하게 말한다. 천지에는 열리고 닫힘이 있고, 음양에는 베풀고 화합함이 있으니 인간은 이 음양을 본받고 사계절의 변화를 따라야 한다는 것이다. 이 음양의 원리를 거슬러 교접을 중단하면 정신과 기혈이 널리 퍼지지 않아 음양이 닫혀 막혀버린다. 뿐만 아니라 남성의 옥경을 가동시키지 않으면 앉은뱅이 꼴이 되어 성기능이 죽고 만다며, 적절한 횟수의 성생활이 필요함을 역설했다.

사실 완전 금욕은 소녀의 조언대로 음양의 이치를 거스르고 신체의 기혈을 막아 심신의 부조화를 초래하기 쉽다. 왜 그토록 많은 고명하고 유명한 금욕수행자들이나 종교인들이 병에 걸려 고통당했는지 상고해봐야 한다. 인도의 성자들로 추앙받았던 라마 크리슈나, 라마나 마하리쉬, 크리슈나무르티는 모두 암으로 죽었다. 우리나라도 예외는 아니다. 도력이 높고 수행을 많이 한 스님들이나 수녀, 신부들일수록 중병으로 돌아가시는 경우가 많았다.

하지만 **환정보뇌(還精補腦)의 방중술을 모르는 사람들은 절욕이나 절제가 다소 도움이 된다.** 절욕은 성교를 완전히 단절하는 게 아니라 성생활의 횟수를 적절히 조절하는 것이기 때문이다. 소녀경이 제시하는 방중의 도는 섹스는 하되 사정은 하지 않는 환정보뇌(還精補腦)이다. **환정보뇌는 단순히 사정을 참는 행위가 아니라 정기를 온몸으로 순환시키고 뇌를 보익하는 행위이다.** 신체의 귀중한 정을 순환시켜 신체를 보익하니, 양생 장수의 도가 현저하게 드러나지 않겠는가?

소녀경에서뿐만 아니라 동양의 많은 성고전이나 수행서에는 한결같이 정액을 양생과 정신 에너지의 원천으로 보아 이를 몸 전체로 순환시킬 것을 강조했다.

"사람은 음양의 교접을 하지 않을 수는 없다. 장기간 그것을 행하지 않으면 질병이 발생한다. 그렇다고 정욕의 충동대로 마구 행하여 절제하지 않는다면 결국 수명을 단축하고 만다.

이 술에 뛰어난 사람은 달리는 말처럼 솟구치는 욕정을 돌려서 두뇌를 보하게 하기도 하고, 여인의 유즙을 장속으로 환원하기도 하며, 금지(金池)로부터 옥액(玉液)을 채취하기도 하며, 삼전(三田)이나 오장의 기를 화량(華梁)으로 끌어올리기도 한다. 그리하여 나이가 들어도 피부색이 윤택하고 하늘이 준 천수를 다 누릴 수 있다."
- 『포박자(抱朴子)』「석채」, 갈홍

"방중술은 십여 가지의 법이 있다. 이것은 손상된 것을 보완할 수도 있고, 혹은 각종의 질병을 치료할 수도 있고, 혹은 음정을 채취하여 양정을 증강시킬 수도 있고, 혹은 수명을 연장시킬 수도 있는데, 그 대요는 환정보뇌(還精補腦)란 한 가지 일에 귀결된다. 이 법은 성인들의 입에서 입으로 전해온 것으로 책에는 없는 것이다. 비록 명약을 복용했다 해도 이 원리를 익히지 못한다면 장생은 불가능하다.

사람은 역시 음양의 관계를 단절해서는 안 된다. 음양의 교접을 행하지 않으면 기가 막혀서 침체하는 병에 걸리고 만다. 그러므로 침실에 갇혀 독신의 적적함을 원망하는 사람은 많은 병을 얻어 장수할 수 없다."

－『포박자(抱朴子)』「석채」, 갈홍

"남자도 여성과 마찬가지로 골반 부위에 있는 내부기관들을 적절하게 수축시키는 것으로 골반 부위에서 생성되는 분비물[정액]을 위로 끌어올리는 기술을 터득하면 바즈롤리(금강신)를 성취할 수 있다."

－『쉬바 상히타』(3-84절), 탄트라요가 경전

그렇다면 비사정 환정보뇌가 장수에 도움이 된다는 과학적 실험의 근거는 있는가? 색골과 승려, 멀티 오르가즘 남성 중 누가 가장 오래 살까 하는 주제에 대한 실험이 있었다. 1992년 12월 3일자 「뉴욕 타임즈(New York Times)」 커버스토리에서 정액 생산이 남자의 육체에 악영향을 끼친다는 고대 도교의 통찰을 확증해주는 놀라운 과학적 연구결과를 보도한 바 있다.

실험을 주도한 아리조나 대학의 웨인 밴 부르히즈(Wayne Van Voorhies)가 말했다. "그 결과는 너무나 놀라운 것이어서 저는 제 실험이 잘못되지 않았나 싶어서 네 차례 이상 똑같은 실험을 반복했습니다. 그 결과, 남성의 성감에 대한 우리의 고정관념이 틀렸다는 사실을 확실히 알게 되었습니다."

밴 부르히즈 박사는 단순하고 속이 훤히 들여다보이는 선충류를 가지고 실험을 했다. 위스콘신 대학의 필립 앤더슨(Philip Anderson) 박사는 이렇게 설명한다. "선충의 유전자와 생화학적 과정은 인간이나 동물들과 같습니다." 실제로 과학적 연구에서는 선충을 자주 인간 대신 실험대상으로 사용하곤 한다.

밴 부르히즈 박사는 수컷 벌레를 세 부류로 나누어 실험했다. 첫 번째 부류의 벌레들은 마음껏 교미가 허용되었다. 이런 빈번한 교미는 잦은 정액 생산을 필요로 한다. 이 색정 벌레들은 평균 8.1일 밖에 살지 못했다. 두 번째 부류의 벌레들은 교미가 전혀 허용되지 않았다. 이른바 이 승려 벌레들은 평균 11.1일을 살았다.

그런데 놀랍게도 마음껏 교미가 허용되었지만 정액을 끊임없이 생산할 필요가 없는 멀티 오르가즘 벌레들은 14일이나 살았다. 이것은 끊임없이 정액 생산을 필요로 하는 벌레들보다 무려 50퍼센트 이상이나 수명이 연장된 것이었다.

「타임즈」는 이렇게 결론을 맺었다. "이 새로운 연구를 통하여, 끊임없이 정액을 생산하기 위해서는 복합효소를 사용해야 하거나 해로운 신진대사 부산물이 발생하는 등, 수컷이 어떤 대가를 치러야 한다는 사실을 알 수 있다." 더 나아가 「타임즈」는 다음과 같은 사실을 지적했다. "남녀의 수명 차이는 정액 생산과 관계가 있을 지도 모른다. 평균적으로 여성은 남성보다 약 6년 더 오래 산다."

어쨌든 정액 생산이 실제로 당신의 수명을 단축시키든 그렇지 않든, 그것이 당신의 체력을 약화시키는 것만은 분명하다.

또 다른 서양의 한 의학적 조사를 통해서도, 사정하지 않을 때마다 정자의 수가 5~9천만 개 정도 늘어나는 것이 밝혀졌다. 섹스를 하되 자주 사정하지 않고 정기를 기르는 것이 정자의 수와 농도를 높여준다.

남녀의 수명 차이와 정액 생산 사이의 관계에 대해 좀 더 구체적으로 나의 견해를 언급해 보겠다. 사실 여성은 사정 대신 월경을 통해 막대한 원기를 소진시킨다. 그런데 월경은 폐경(완경) 이후 단절되나 남성의 사정은 갱년기 이후에도 계속 이어지니 남성의 성에너지 소모가 여성보다 많을 수밖에 없는 것이다. 이것으로도 정액 생산이 남녀의 평균수명 차이와 관련되는 것으로 추측해볼 수 있다.

그렇다면 비사정(非射精)은 어떤 효과를 나타낼까? 『소녀경(素女經)』에서는 많이 교접하고도 사정하지 않으면 기력이 증가한다고 하며, 그 과정을 〈십동불사(十動不射)〉로 언급했다.

"한 번 사정하고 싶어질 때, 이를 억제해서 사정하지 않으면 기력이 왕성해집니다.
두 번 사정하려 할 때, 이를 억제하면 귀와 눈이 밝아집니다.
세 차례 그렇게 하면 만병이 없어집니다.
네 차례 그렇게 하면 정신의 상태가 모두 안정됩니다.
다섯 차례 그렇게 하면 혈맥이 충만해서 신장(伸長)됩니다.
여섯 차례 그렇게 하면 허리와 등이 강인해 집니다.
일곱 차례 그렇게 하면 엉덩이와 가랑이에 더 힘이 붙게 됩니다.
여덟 차례 그렇게 하면 신체에 광채가 납니다.
아홉 차례 그렇게 하면 수명이 연장됩니다.
열 차례 그렇게 하면 이윽고 신명과 통합니다."

10번 사정을 참으면 신명과 통한다. 언뜻 보면 황당한 소리나 과장된 표현으로 생각될 수도 있다. 하지만 선도에서도 연정화기(鍊精化氣), 연기화신(鍊氣化神)이라 하여, 정기가 두뇌로 순환되면 정신에너지로 승화되어 지력과 영성을 깨운다고 하니, 근거 없는 말은 아니다.

『소녀경』은 환정보뇌의 성생활과 함께 연기(鍊氣) 호흡법과 도인(導引) 등을 병행해야 함도 잊지 않고 강조하고 있다. **도인체조로 신체를 늘 풀어주고 호흡법으로 기에너지를 순환시켜야 환정도 더욱 용이해질 것이다.**

환정보뇌(還精補腦)의 훈련법

소녀경은 발동하더라도 사정하지 않는 것을 환정이라고 하며, 정을 순환시켜 신체를 보익하면 양생 장수의 도가 현저하게 드러날 것이라고 강조한다. 환정보뇌의 성생활이 용이하려면 연기(煉氣) 호흡법과 도인(導引) 등을 병행해야 함도 빼놓지 않고 강조한다. 환정보뇌를 위한 핵심 훈련법을 몇 가지 소개하니 평소에 꾸준히 수련하여 성에너지와 성욕을 자유자재로 조절할 수 있는 경지로 나아가기 바란다.

1. 성근육 펌프 운동

환정이라 함은 말 그대로 정기(精氣)를 순환시키는 것을 의미한다. 정기를 잘 순환시키려면 신체의 펌프 기능을 잘 작동시키는 것이 중요하다. 성근육은 성기관을 감싸 떠받치는 근육으로서, 성기관에서 생산되는 성에너지를 순환시키는 데도 중요한 역할을 수행한다. 그러므로 성근육을 강화하고 효율적으로 움직이는 훈련이 무엇보다도 중요하다.

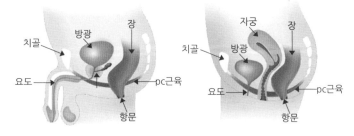

조임근과 PC근육(치미골근)

골반 바닥의 근육인 성근육은 크게 항문조임근(여성은 질조임근 포함)과 PC근육(치미골근)으로 나눌 수 있다. 조임근은 골반의 맨 밑바닥을 받치고 있고 PC근육은 치골에서 미골까지 걸쳐 있는 근육으로 골반 약간 안쪽(약 1인치)을 지나며 요도, 질 중앙과 항문 약간 윗부분을 지나고 있다.

조임근과 PC근육을 구분하는 방법은 간단하다. 소변을 참을 때 힘을 가하는 부분이 바로 성기능 향상의 꽃, 바로 PC근육이다. 반면 대변을 끊을 때 주로 쓰는 근육이 항문조임근이다.

먼저 조임근과 PC근육을 구분하고 각각의 근육을 따로 수축시킬 수 있어야 한다. 두 근육을 따로 조이는 훈련을 함으로써 골반의 움직임과 성에너지의 흐름을 좀 더 섬세하게 느끼며 자유자재로 조절할 수 있게 된다.

그런 후 조임근과 PC근육을 골반 안쪽으로 조여 올리고 아래쪽으로 밀어내는 훈련을 한다. 이른바 성근육 밀당운동이다. 소변의 흐름을 멈추듯이 성근육을 아래에서 위쪽으로 조여 올린 후, 소변을 밀어내듯 성근육을 아래로 밀어낸다.

성근육은 수축운동만 하면 과도하게 긴장되기 쉽다. 밀당운동은 성근육을 위쪽으로 수축한 후 아래로 밀어내는 스트레칭을 해줌으로써 성근육을 더욱 탄력 있게 만들고 성에너지의 순환을 더욱 촉진시켜준다.

1) 성근육 밀당운동

❶ 숨을 5초 동안 천천히 들이쉬면서, 먼저 항문(질)조임근을 조인 후 바로 이어서 PC근육을 조인다. 이는 성근육을 위쪽으로 당겨 올리는 운동이다.

❷ 다음은 숨을 5초 동안 천천히 내쉬면서, PC근육에 이어서 조임근을

지그시 조이며 밑으로 밀어낸다. 이때 소변을 밀어내는 동작을 생각하면 이해하기 쉬울 것이다.

❸ 위의 ❶과 ❷단계를 18~36회 반복한다.

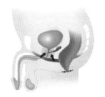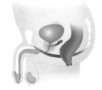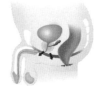

남성의 밀당운동

여성의 밀당운동

조임근에서 PC근육 쪽으로 차례로 조여올린 후 아래 쪽으로 강하게 밀어낸다.

2) 옥알, 은방울로 하는 성근육 밀당운동

옥알이나 은방울을 질(여성)이나 항문(남성)에 삽입한 채 옥알과 은방울을 느끼면서 성근육 운동을 하면 성근육이 더욱 섬세하고도 강하게 단련된다.

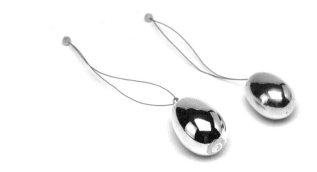

진동 기능이 추가된 수련용 은방울

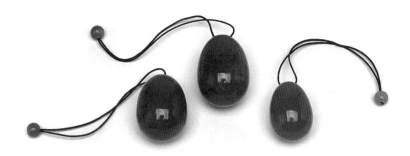

원적외선을 다량 방사하는 수련용 옥알

특히 은방울은 케겔운동 보조기구인 옥알을 발전시켜 재질을 은으로 하고 그 내부에 스프링을 장착하여 자연스럽고 미세한 진동이 일어나도록 설계한 기구이다. 은방울을 질이나 항문에 삽입한 채 걷거나 골반운동을 하는 것만으로도 성기관과 골반에 유익한 여러 가지 반응이 유발된다. 특히 남성의 경우 은방울을 항문에 넣고 성근육 운동을 하거나 혹은 움직이기만 해도 직장 앞에 위치한 전립선이 자극된다. 이런 전립선 자극은 남성의 깊고 오묘한 전립선 감각을 일깨워주고 전립선의 기혈순환을 도와 건강하게 만들어준다.

또한 성근육이 느슨해진 사람들은 처음 훈련할 때 어느 부위가 조여지는지 감각을 전혀 못 느끼기도 한다. 이런 분들은 은방울을 질이나 항문에 넣고 성근육 운동을 하면 조임근과 PC근육의 존재감을 생생하게 느낄 수 있다. 특히 은방울은 그 특유의 미세한 진동 효과로 삽입하고 다니거나 일상 활동을 하는 것만으로도 미묘하고 황홀한 성감이 일깨워지고 성기관에 탄력이 생기며, 전신에 활력이 돈다.

은방울(옥알) 밀당훈련은 앞의 훈련과 동일하다. 은방울을 질 중간에 위치시키고 질을 아래에서 위로 조여 올려 은방울을 위쪽으로 이동시킨 후, 아랫배로 힘주어 밀어내며 은방울을 위에서 아래로 이동시킨다.

남성은 항문과 은방울에 오일을 충분히 발라 항문에 넣고 조임근과 좀 더 위쪽의 PC근육을 차례로 조여 올리고 내리며 운동한다. 밀당운동 시 질이나 항문 밖으로 나온 끈이 1, 2센티미터 오르락내리락 한다면 성근육 밀당운동이 잘 되고 있다고 보아도 좋다.

2. 골반 펌프 운동

소녀경 본문에서도 환정보뇌를 성취하기 위해선 도인(導引)을 행할 것을 강조했다. 도인이란 기에너지를 잘 순환시키기 위한 체조나 스트레칭을 말한다.

여기서 골반에 잠재된 성에너지를 효율적으로 깨워 몸 전체로 순환시켜주는 골반 펌프 운동을 하나 소개하겠다. 골반 펌프 운동은 누워서 골반을 춤추듯이 흔들어주는 운동이다. 이렇게 골반을 운동시켜주면 골반의 근원적인 성에너지가 깨어나 존재감과 활력을 느끼게 된다. 그러면 이윽고 몸에 에너지가 순환되고 충만해져서, 몸은 구름 위를 걷듯이 가벼워지고 정신은 희열감으로 가득 차게 된다.

요령은 발목 펌핑과 함께 골반 펌핑, 성근육운동을 동시에 한다. 이 운동은 성근육운동과 함께 골반을 섬세하게 펌프질해주어, 골반의 성에너지를 일깨우고 순환시켜주는 데 탁월하다.

이 동작을 섹스 중에 행하면 골반의 흥분에너지를 빠르게 깨우는 동시에 몸 전체로 퍼뜨려서 국소직 오르가즘을 몸 전체의 에너지오르가즘으로 확장시킬 수 있다.

❶ 편안하게 누워 양손을 몸 옆에 자연스럽게 놓는다.
❷ 발목을 몸 쪽으로 당길 때 골반을 들어 올리면서 동시에 골반저근육인 성근육을 조여 올린다. 골반을 들어 올릴 때는 천골만 들고 허리는 바닥에 닿아 있어야 한다.

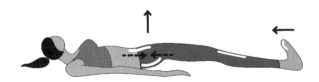

❸ 다음 발목을 쭉 펼 때 골반을 다시 내려주고 성근육은 아래로 밀어준다.
❹ 발끝을 밀고 당기는 발목 펌핑 동작과 함께 골반 펌핑을 5분 정도 반복한다. 발목의 움직임과 함께 몸 전체가 동시에 상하로 리듬을 타고 움직이게 한다.

주의사항

·발목을 너무 강하게 꺾으면 종아리나 발에 쥐가 날 수도 있으므로 주의한다. 또한 발목을 당길 때 발과 다리보다는 골반저근육인 성근육에 힘이 들어가도록 한다.

3. 정력을 살리는 성에너지 호흡 - 고환호흡과 질호흡

『소녀경』은 본문에서 '연기(煉氣)를 반복 하여 낡은 기를 토해내고 새로운 기를 흡수하여 스스로를 도와야 한다'라며 호흡법의 중요성을 강조했다. 호흡은 바람처럼 인체의 잠재된 에너지를 일깨워주기도 하고, 탁기와 병기를 몰아내주기도 한다.

낡은 기를 토해내고 새로운 기를 흡수하는 것을 토고납신(吐故納新)이라고 하는데 호흡의 기본 기능이다. 토고납신이 원활하려면 평소 의도적으로 숨을 깊고 느리게 들이쉬고 내쉬는 복식호흡을 생활화해야 한다. 숨을 들이쉴 때 아랫배가 서서히 팽창하고, 내쉴 때 배꼽을 척추 쪽으로 당기듯이 아랫배를 당긴다. 이때 회음과 성기관이 살짝 조여서 위로 당겨지는 느낌이 들어야 한다. 이 복식호흡을 거듭 연습하다 보면 호흡이 점차 깊어지면서 느려진다. 호흡이 깊어지면 체내의 가스교환이 충분히 이뤄져 체질이 변화하고 마음도 느긋하게 이완될 것이다.

이와 같은 복식호흡에 회음부와 성기관의 움직임을 보태어 거기에 의식을 두고 호흡하면 성에너지 호흡인 고환호흡과 질호흡이 된다. 성에너지 호흡은 성기관의 움직임까지 깊어지므로, 일반 단전호흡이나 복식호흡보다 더 깊은 호흡으로 성에너지를 일깨우고 순환시켜주는 효과가 강력하다.

이 특별한 호흡은, 고환과 질로 에너지를 끌어들임으로써 성기관과 골반 부위를 강한 성에너지로 충만하게 만들어준다. 그러면 남성은 페니스가 짧은 시간에 더욱 단단하게 발기할 수 있게 되고, 발기상태가 오래도록 지속된다. 여성은 질과 자궁을 포함한 성기관이 따뜻해지고 부드러워지며, 잠자고 있던 성신경들이 깨어나서 성감이 더 예민해진다. 하지만 성에너지 호흡의 가장 강력한 효과는, 성기에 쌓인 성에너지를 단전이나 척추로 순환시켜 오르가즘이 더욱 깊어지고 강도가 전신으로 확장되게 해준다는 것이다.

성에너지 호흡의 요령은 다음과 같다.

❶ 고환과 질로 숨을 들이쉬며 고환과 질의 성에너지를 끌어내어 회음과 항문, 그리고 미골, 명문(배꼽 반대편)으로 이동시킨다고 상상한다. 이때 배와 골반은 살짝 팽창시킨다.

❷ 다시 숨을 내쉴 때 성근육과 복부를 가볍게 수축하며 배꼽 안쪽으로 원을 그리며 성에너지를 단전에 감아 저장한다고 상상한다.

❸ 단전 부위가 따뜻해지고 꿈틀거리는 감각이 생길 때까지 약 10분간 이 호흡을 반복한다.

단전에 성에너지가 쌓이면 따뜻하거나 혹은 찌릿찌릿하거나 꿈틀거리는 에너지 감각이 생길 것이다. 동시에 성에너지를 몸 위쪽으로 끌어올리는 강력한 관성이 당신도 모르는 사이에 몸에 배게 될 것이다.

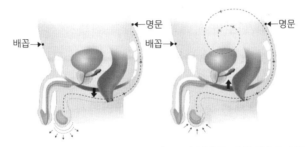

고환의 성에너지를 끌어내어 항문, 그리고 미골, 명문(배꼽 반대편)으로 이동시킨 후
내쉴 때 회음과 항문을 수축시키면서 에너지를 단전에 감아 압축시킨다.

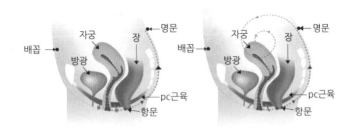

숨을 들이 쉴 때 질에서 성에너지를 끌어내어 회음과 항문 그리고 미골,
명문(배꼽 반대편)으로 끌어 올린 후, 다시 숨을 내쉴 때 성근육과 복부를 가볍게
수축시키면서 배꼽 안쪽으로 원을 그리며 성에너지를 단전에 감아 저장한다.

4. 성에너지를 순환시키는 빅드로 호흡

앞의 성에너지 호흡이 에너지로 성기관과 단전을 충전시키는 호흡이
라면, 빅드로 호흡은 흥분된 성에너지를 성기관에서부터 온몸으로 순환
시키는 호흡이다. 환정보뇌 훈련의 핵심으로, 성기에서 발생한 오르가
즘에너지를 밖으로 분출하지 않고 몸의 안쪽 그리고 위쪽으로 끌어올리
는 것이다.

인체에는 에너지가 흐르는 회로가 무수히 존재하는데 이들 중 가장 중요한 에너지 순환 회로가 독맥과 임맥으로 이뤄진 소주천(小周天) 회로이다. 대우주의 순환구조를 닮았다고 하여 소주천 회로라고 한다. 이 소주천 회로는 성기관과 회음에서 올라와 척추를 통해 머리로 올라간 다음, 혀와 몸의 앞부분을 통해 배꼽으로 내려가서 다시 성기관으로 돌아가는 일종의 순환 서클을 이루고 있다. 바로 이 소주천 통로가 성에너지를 순환시키는 가장 가본적인 회로이다.

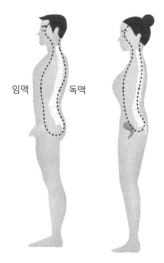

임맥   독맥

타오의 성에너지 순환회로(임맥과 독맥: 소주천 회로)

성에너지를 에너지 회로로 순환시킬 수만 있으면 오르가즘을 자유자재로 조질할 수 있음은 물론, 느낌을 몸 전체로 확장시켜 반복적이고 오래 지속되는 그야말로 환상적인 오르가즘을 체험할 수 있게 된다.

빅드로 호흡은 천골과 두개골 펌프, 성근육 죄기, 호흡 등의 말고삐를 활용하여 오르가즘에너지를 효율적으로 다스리고 순환시킨다. 약간의 훈련만 하면 달리는 말을 말고삐로 조련하듯이 쉽게 성적 욕망을 다스려, 환상적인 에너지오르가즘을 원하는 대로 마음껏 만끽하게 될 것이다.

자, 이제 본격적으로 성에너지 순환호흡, 빅드로를 시작해보자.

❶ 책상다리 자세로 바닥에 앉거나 선 자세도 괜찮지만, 초보자에게는 의자에 앉는 자세가 가장 좋다. 초보자라면 편안하게 누운 자세도 집중하기 용이할 것이다.

❷ 남성은 회음과 고환을 가볍게 마사지하고, 여성은 양쪽 유방을 원형으로 마사지하며 성에너지를 깨우기 시작하라. 그 다음 남성은 페니스를 마사지하고, 여성은 아랫배 양쪽의 난소와 치골, 대소음순, 음핵 등을 마사지하며 성적 흥분에너지를 깨운다.

❸ 항문과 질을 꼬리뼈 쪽으로 당겨 올리며 빅드로 실시하기

회음의 성에너지를 끌어올릴 때는 실제로 다음의 네 동작을 동시에 행한다. 자동차를 운전할 때 팔과 다리, 두뇌를 동시에 쓰는 이치와 같다고 생각하면 쉬울 것이다.

ㄱ. 성근육 펌프와 회음 펌프 가동하기

숨을 천천히 들이쉬면서 꼬리뼈를 앞으로 기울이며 성근육(남성은 항문, 여성은 질 위주)을 꼬리뼈와 척추로 강하게 당겨 올려라.

ㄴ. 두개골 펌프 가동하기

동시에 혀끝으로 입천장을 압박하고 어금니를 다물며 턱은 목 쪽으로 당긴다.

ㄷ. 팔목 펌프 가동하기

그리고 주먹을 쥐고 팔목을 힘차게 꺾어 팔목 펌프를 가동시킨다.

ㄹ. 독맥을 따라 숨 들이쉬며 눈 굴려주기

이 펌프 동작과 함께 에너지통로를 따라 천천히 숨을 들이쉬며, 눈도 굴려주어 성기관의 흥분에너지가 상승하도록 도와준다. 꼬리뼈와 천골, 척추를 따라 정수리까지 호흡을 끌어올리며 의식을 집중하라.

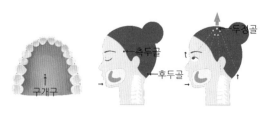

두개골 펌프 가동하기

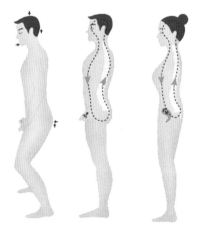

성에너지를 독맥으로 끌어올린 후 임맥으로 내린다.
(의자에 앉거나 누운 자세에서도 똑같이 수련이 가능하다.)

❹ 숨 내쉬며 성에너지를 임맥으로 내리기

그 다음, 이어서 숨을 천천히 내쉬며 혀끝을 구개부에 밀착하고 에너

60

지가 임맥을 통해 미간에서 코, 혀, 목, 심장, 태양신경총, 그리고 마지막으로 에너지를 저장할 수 있는 하단전까지 내려가도록 하라. 요령은 끌어올릴 때와 마찬가지로 호흡을 따라 눈의 시선을 굴리며 마음으로 에너지를 인도한다.

❺ 성에너지를 뒷면을 따라 끌어올리고 앞면을 따라 내리는 ❸~❹과정을 3~9회 반복한다. 제대로 성에너지가 순환했다면 발기력과 성적 흥분이 현저히 줄어들 것이다.

❻ 성적 흥분이 수그러들면 성적 흥분에너지를 깨우는 ❷과정을 반복한 후 ❸~❹과정을 3~9회 반복한다.
　빅드로를 반복하면 회음에 따뜻한 감각이나 고동이 느껴질 것이며, 성에너지가 소주천 회로를 따라 순환함에 따라 독맥과 임맥이 뻥 뚫리는 느낌이나 온열감, 혹은 전기 자극 같은 느낌이 생길 것이다. 처음에는 느낌이 약하겠지만 빅드로를 꾸준히 수행하면 결국은 소주천 회로를 따라 성에너지가 순환하는 것을 느끼게 될 것이다.

❼ 배꼽에 에너지를 모으고 끝내기
　이제 양손바닥을 겹쳐 배꼽 위에 올려놓고 배꼽 안쪽에 편안하게 의식을 집중한다. 배꼽 안쪽이 따뜻해지며 단전으로 에너지가 모이는 것을 상상한다.
　두뇌에 과도한 에너지가 정체되어 불면증, 귀울림, 가슴 두근거림, 두통이 느껴지면 두뇌 속에서 눈운동을 실시한다. 눈과 의념으로 두뇌의 에너지를 좌우 방향으로 10회씩 돌리는 눈운동은 두뇌의 에너지 정체를 빠르게 해소해준다.

제6강
·
성의 꽃을 피우는
정신적 애무법

《素女經》云：
<small>소녀경 운</small>

黃帝曰：“夫陰陽交接節度，為之奈何？”
<small>황제왈 부음양교접절도 위지내하</small>

素女曰：“交接之道，故有形狀，男致不衰，女除百病，心意娛樂，
<small>소녀왈 교접지도 고유형상 남치불쇠 여제백병 심의오락</small>

氣力強。然不知行者，漸以衰損。欲知其道，在於定氣，安心，和
<small>기력강 연부지행자 점이쇠손 욕지기도 재어정기 안심 화</small>

誌。三氣皆至，神明統歸，不寒不熱，不饑不飽，寧身定體。性必
<small>지 삼기개지 신명통귀 불한불열 불기불포 영신정체 성필</small>

舒遲，淺內徐動，出入欲希。女快意，男盛不衰，以此為節。”
<small>서지 천내서동 출입욕희 여쾌의 남성불쇠 이차위절</small>

소녀경에 전하기를, 황제가 소녀에게 물었다.
"도대체 음양교접의 절차와 법도는 어떻게 하면 되겠는가?"

소녀가 대답했다.
"교접의 도에는 본래 기본적인 규칙이 있습니다. 남성은 쇠약해지지 않고 여성은 만병이 제거되어 남녀의 마음과 뜻이 유쾌해지고 기력이 강건해져야 합니다.
그런데 그 이치를 모르면서 교접하는 자는 점차로 기력이 쇠퇴해지게 됩니다.
그 도리를 알려면, 기를 안정시키고(定氣), 마음을 편안하게 하며(安心), 정신을 온화하게 하는 것(和志)입니다.
이 세 가지 기가 충만해지고 정신이 통일되면 추위도 더위도 타지 않고, 배고픔과 배부름도 느끼지 않고, 몸은 편안해지고 안정되어 기분도 반드시 느긋해집니다.
이 상태에서 교접을 하되 얕게 진입시켜 서서히 움직이며 출입을 적게 합니다. 여성이 먼저 쾌감에 이르면, 남성은 원기가 왕성하여 위축되지 않습니다. 교접할 때 이것을 원칙으로 삼아야 합니다."

섹스전쟁에서 백전백승을 위해 먼저 갖추어야 할 것은 무엇일까?

바로 이 장에서는 음양교접의 절차와 법도 중에서 가장 중요하고 기본적인 규칙을 제시하고 있다. 소녀는 이 이치를 알고 교접에 임하면 남성은 쇠약해지지 않고 여성은 만병이 제거된다고 한다. 그리고 남녀의 마음과 뜻이 유쾌해지고 기력이 강건해진다고 강조한다. 하지만 그 이치를 모르고 교접하는 자는 점차로 기력이 쇠퇴해지게 된다고 경고한다.

섹스전쟁에서 항상 승리하는 비책은 과연 무엇일까? 그것은 다름 아니라 기를 안정시키고[定氣], 마음을 편안하게 하며[安心], 정신을 온화하게 하는 것[和志], 즉 삼기(三氣)의 충만이다. 이 세 가지 기가 충만해지고 정신이 통일되면 춥지도 덥지도 않고, 배고픔과 배부름도 느끼지 않고, 몸은 편안해지고 안정되어 기분도 느긋해진다. 한마디로 심신(心神)이 안정되고 통일되면 몸도 편안해지고 불가능이 없다는 것이다.

소녀경의 비책은 언뜻 보기엔 그저 평범한 말로 느껴질 수도 있지만, 우리는 이런 식으로 기본의 중요성을 간과하기가 일쑤이다. 전쟁에서도 군사의 사기를 승패의 가장 중요한 요소로 꼽지 않는가?

우선, 남성은 기분이 산란하고 마음이 불안하며 걱정과 두려움에 휩싸여 있으면 발기부터 잘 이뤄지지 않는다. 그리고 발기가 되더라도 불완전하고 사정조절이 불안하며 조루에 빠지기 쉽다. 마음의 긴장은 교감신경의 항진을 초래하기 때문이다.

첫날밤의 두려움으로 교합의 실패에 이르는 경우가 적지 않은 사실을 보아도, 심리상태가 교합의 성패에 얼마나 영향을 끼치는지를 잘 알 수 있다. 일본의 석병순 박사의 조사에 의하면, 첫 회 교합의 실패 경험이 36%에나 이르는 것으로 나왔다. 그 원인은 남성의 미숙한 기교로 여성의 통증을 유발한 탓이 많지만, 페니스의 위축이나 교합 전의 이른 사정이 원인인 경우도 적지 않다.

첫 교합의 실패가 이혼으로 이어지는 경우가 약 4분의 1이라고 한다. 하지만 1차 성교 실패 후 2차에 성공하는 사례가 30.1%에 이르고, 2~5차는 43.8%, 6~10차는 10.8%, 11차 이후의 성공도 8.8%나 되는 것으로 조사되었다.

이런 사실을 감안하면 여성이 남성을 대하는 태도도 대단히 중요함을 알 수 있다. 남성의 불안으로 성교에 실패할 경우 여성이 만일 비난이나 실망의 태도를 보이면 남성은 더욱 의기소침해져서 다음에도 실패할 확률이 높아지고 만다. 하지만 여성이 '다음에는 잘 될 거야'라든가 '여유를 가지고 천천히 함께 노력해보자'며 남성을 위로하고 격려한다면, 다음 교합의 성공률은 훨씬 상승할 것이다.

여성의 불안과 두려움 역시 질경련 등을 유발하여 성교불능의 원인이 된다. 질경련까지 일어나지 않더라도 여성의 긴장은 애액의 원활한 분비를 방해하여 성교통을 유발할 수 있다.

두 번째로는 기분 나쁠 때의 섹스는 나쁜 기운을 증폭시키고 기력의 극심한 소모를 초래한다는 사실을 명심해야 한다. 성적 접촉은 잠재된 에너지를 강하게 증폭시키므로 현재 품고 있는 기운을 더욱 부채질하게 된다. 가령 분노나 스트레스 상황에서 섹스를 하면 그 부정적 에너지가 더욱 증폭되고, 결국 섹스 후에 기력이 탈진되는 결과를 초래하고 만다.

그러므로 정신적 무드 조성은 무엇보다도 남성 자신의 성기능 발휘와 건강에 절대적으로 중요하다. 뿐만 아니라 정신적 무드 조성은 일종의 정신적 애무행위로서, 여성을 성적으로 열고 준비시키는 데도 절대적으로 필요하다.

여성은 물의 하향적 속성을 가지므로 두뇌의 정신과 가슴의 마음이 열리지 않으면, 몸이 열리지 않고 성적 흥분이 조성되지 않는다. 또한 남녀의 상이한 신체구조를 살펴봐도 여성의 감정 조성이 얼마나 중요한지를 이해할 수 있다. 남성은 성기가 돌출된 데 비해 여성은 가슴이 돌출되어 있어서, 감정을 풀고 충족시키는 것이 무엇보다도 중요하다. 그러므로 정신적 무드 조성은 육체적 애무와 섹스 테크닉보다 우선시해야 한다.

유대의 성고전인 탈무드에는 흥미로운 계율이 있다. "부부가 서로 진실로 사랑하고 있다면 칼 같은 넓이의 침대에도 함께 살 수 있지만, 서로 불화하면 아무리 큰 침대도 좁다." 중국인이나 유대인이 여성을 다루는 솜씨가 뛰어나다고 하는 것은 무드 조성하는 일을 게을리 하지 않기 때문일 것이다.

소녀는 **정신적 분위기가 무르익으면 비로소 서서히 얕게 삽입하기 시작해야 한다**고 조언한다. "여성이 준비된 상태에서 얕게 진입시켜 서서히 움직이며 출입을 적게 합니다. 여성이 먼저 쾌감에 이르면, 남성은 원기가 왕성하여 위축되지 않습니다. 교접할 때 이것을 원칙으로 삼아야 합니다."

이 삽입법은 『옥방비결(玉房祕訣)』이나 『옥방지요(玉房指要)』의 사왕생환(死往生還), 약입강출(弱入强出) 삽입법과 동일하다. 일단 질 입구 쪽은 여성의 질 흡인력이 약해서 사정욕구를 강하게 일으키지 않는다. 반면에 질 입구 쪽은 신경말단들이 밀집하여 짜릿한 흥분감각이 더욱 불붙게 한다. 여성의 물은 계속 데우면서도 남성의 사나운 불은 제어하는 삽입법이 약입강출(弱入强出)인 것이다.

"먼저 천천히 희롱하여 심신이 서로 융합되고 의욕이 서로 통할 때,
한참 후에 교합하는 것이 여자를 다루는 방법의 전부다.
음경이 느슨할 때 넣고 굳어지면 빼는데, 넣고 빼는 속도의 늦고 빠름이 적당해야 한다. 그리고 힘껏 내리박아 오장이 흔들리고 맥락이 상하고 막혀 병이 생기게 해서는 안 된다."
- 『옥방지요(玉房指要)』

남성이 이렇게 음양 2기(二氣)를 잘 화합시키는 방식으로 여성을 공략하면 여성의 물은 서서히 데워져서 거기서 증발되는 정기를 듬뿍 흡수할 수 있게 된다. 더불어 **자신의 사정은 억제하거나 지연시켜서 정액을 아끼고 수명 또한 연장할 수 있다.**

"교합의 도에는 특별한 방법이 없다. 오직 마음을 침착하게 하고 화기로운 기분을 유지하는 것이 가장 중요하다. 그런 후 단전을 어루

만지고 입 속의 진액을 받아먹고 깊이 꽂아 가볍게 흔들면서 진기가 발동되기를 기다린다.

여자가 양기에 감응되었을 때는 몇 가지 징후를 보인다. 술을 마신 것처럼 귀가 발갛게 달아오르고, 유방이 부풀고, 머리를 연신 흔들고, 양다리를 떨며 음액이 흐르고 남자를 꼭 끌어안는다. 이때 음경을 약간 줄이면서 음도에 얕게 삽입한다. 이렇게 하면 남자는 정기를 흡수할 수 있고, 여성은 약간 손상된다.”

－『옥방지요(玉房指要)』

성의 꽃을 활짝 피우기 위해서는 기를 안정시키고[定氣], 마음을 편안하게 하며[安心], 정신을 온화하게 하는 것[和志], 즉 삼기(三氣)가 충만한 상태의 정신적 애무가 무엇보다도 선행되어야 한다.

그런 후 얕은 삽입을 시작으로 여성을 충분히 데워서 음양이기를 조화시키는 방식의 삽입을 구사해야 한다. 깊이 삽입한 후에도 음경이 너무 강하게 팽창되어 사정할 것 같으면 빨리 물러나 식히는 약입강출(弱入强出)의 삽입기법을 이어가야 한다. 이런 소녀의 가르침은 즐겁고 조화로운 성생활을 위한 만고불변의 음양 법도이다.

정신적 전희, 무드를 조성하는 방법

정신적 전희는 일종의 유혹하는 기술이라고 할 수 있다. 남녀는 처음 사귈 때만이 아니라 오랜 부부 사이라 할지라도 상호 매력을 유지하기 위해 유혹의 기술을 배우고 실천해야 한다. 먼저 상대에 대한 관심과 존중을 기본으로 상대가 매력을 느끼는 분위기를 적절하게 연출할 수 있어야 한다.

1. 여성은 청각, 남성은 시각에 민감하게 반응한다.

남성은 보이는 것에서 잘 자극받는다는 건 누구나 잘 아는 사실이다. 그러므로 여성이 몸매를 날씬하게 관리하고 옷과 악세사리, 화장으로 아름답게 장식하는 건 무죄이다. 잠자리에서 더욱 과감해지는 건 필수이다. 가끔은 야한 속옷을 입거나 속이 비치는 잠옷에 노팬티나 노브라를 연출해 보이는 것은 상대 남성을 도발적으로 유혹하는 훌륭한 서비스가 될 수 있다.

남성은 여성의 청각과 후각을 자극할 필요가 있다. 특히 여성의 마음을 활짝 열고 열정적 감정을 불 지피는 주요 요소는 말과 대화이다. 돈안 들이는 립서비스가 여성을 크게 감동시킬 수 있다. 남성은 평소에 칭찬과 감사의 말로 상대 여성에게 관심과 애정을 자주 표현해야 한다. 여성은 언어적 표현을 통해 감동받고 사랑과 애정을 강하게 느낀다는 사실을 잊어서는 안 된다. 특히 섹스 전에는 야하고 그녀의 기대를 자극하는 멘트로, 오븐을 미리 달구듯이 그녀의 욕구를 미리 달구라.

2. 오감을 자극하는 성스러운 방 꾸미기

"사랑의 침실 전체를 아름답게 장식하고
방에는 달콤한 향을 피우라.
침대에는 부드러운 베개를 놓아두고
침대 시트 위에는 꽃과 향기 나는 것을 흩뿌리라.
그런 다음 남자와 여자가 사랑의 왕좌에 오르게 하라."
- 『아낭가 랑가』(Ananga Ranga, 15~16세기경 인도의 성전)

당신의 침실은 얼마나 포근하고 낭만적인가? 그 방에 들어가면 금방이라도 사랑을 나누고 싶은 생각이 들 만큼 편안한가?

남녀 합일의 섹스야말로 **각각 하늘과 땅으로 비유되는 남녀가 만나서 올리는 가장 성스러운 의식이라고 할 수 있다.** 때문에 옛 도가 스승들은 자신들이 경외하는 대상인 자연 가까이에서 사랑을 나누는 것을 가장 선호했다.

하지만 오늘날의 섹스는 대부분 침실에서 행해진다. 따라서 그 옛날 도가 스승들이 그러했던 것처럼 자신의 침실을 거룩하면서도 낭만적인 분위기로 꾸미는 것이 중요하다.

사실 우리의 몸은 주위의 모양, 소리, 냄새, 그리고 촉각과 미각 등에 많은 영향을 받는다. 공간을 안정적이고 감각적으로 느껴지도록 조성하면, 우리의 몸 역시 무의식적으로 사랑을 나누기 위한 준비를 한다. 친숙하고 낭만적인 분위기에서 숨겨진 감각이 되살아나는 것은 여성이든 남성이든 마찬가지이기 때문이다. 깊고 환상적인 섹스의 출발점은 바로 당신과 파트너의 오감을 일깨우는 성스러운 방을 꾸미는 일이다.

1) 물품 준비하기

• 향기나는 양초 혹은 은은한 조명
• 향, 혹은 아로마 램프와 아로마 에센스(박하, 일랑일랑, 자스민 등)
• 감미롭고 신비로운 음악, 종, 하모니카, 기타, 티벳의 싱잉볼 등의 악기
• 술, 포도, 신선한 파인애플 조각, 초콜릿, 굴 등 관능적인 음식들
• 깃털이나 모피 조각, 아로마 오일이나 마사지 크림 등 관능적인 터치를 위한 물건들

2) 시각 일깨우기

• 마음이 편안해지고 긴장이 풀리는 방을 꾸미려면 먼저 책, 텔레비전 같은 방해물을 최소한으로 줄여야 한다. 수면 전문가들은 잠이 안 오는 사람에게 침실에서 독서를 하거나 텔레비전을 보지 말라고 권한다. 방 안에서 독서를 하거나 텔레비전을 보는 데 익숙해져 있으면, 우리의 몸은 잠이나 섹스보다는 그런 활동을 위한 준비를 하고 있기 마련이기 때문이다.

• 은은한 조명 역시 필수적이다. 부드러운 빛이 있을 때 치유하는 사랑을 좀 더 쉽게 체험할 수 있기 때문이다. 촛불을 켜 놓는 것은 가장 쉽고 일상적인 방법이다. 촛불 아래에서는 상대의 눈을 지그시 바라볼 수 있고 몸의 선과 굴곡 또한 즐길 수 있다. 어둠 속에서 서로 더듬어야 한다면, 온전히 자기 파트너에게 머물 수 없다.

• 당신이 남자라면 작은 꽃병에 꽃을 담아 침대 옆에 두거나 침대 위에 꽃잎을 뿌려 놓는 방법을 적극 권한다. 당신의 그녀는 그날 밤 설렘으로 당신을 유쾌하게 맞이할 것이다.

• 당신이 여자라면 아주 옅게 화장을 하고 섹시한 속옷을 준비해야 한다. 이미 알고 있겠지만 남성은 시각을 통해 가장 강한 자극을 받기 때

문이다. 섹스를 위한 최선의 마음가짐, 센스 있는 태도야말로 뜨겁고 만족스런 부부 생활을 위한 가장 훌륭한 테크닉이다.

• 꼭 침실에서만 섹스를 하라는 법은 없다. 집안의 다른 방 혹은 이색적인 장소에서 섹스를 하는 것은 즐거운 일이고, 성생활에 즉흥성과 다양성을 더해주기도 한다.

3) 후각 일깨우기

• 후각은 인간의 감각 중에서 가장 오래 기억되는 감각이다. 특히 여자는 남자보다 후각이 훨씬 더 발달되어 있다. 따라서 자주 목욕을 하고 겨드랑이와 사타구니 등 중요한 부분은 꼭 비누로 깨끗이 씻는 습관을 들여야 한다.

• 아로마 에센스는 후각 세포나 감정의 중추신경을 직접 자극한다. 특히 일랑일랑, 자스민 에센스는 성욕을 일깨워 관능적인 분위기를 연출하는 데 아주 효과적이다. 아로마 램프가 없다면 아로마 에센스를 양초에 몇 방울 발라 불을 켜거나 전구에 뿌려도 좋다. 아로마 에센스를 뿌리기 전에 먼저 상대의 콧구멍에 갖다 대어 그 진액을 깊이 음미하게 한다.

• 당신이 사용하는 로션이나 향수의 냄새를 상대방이 좋아하는지 미리 확인한다. 사람은 향에 따라 몸이 달아오르기도 하고 싸늘하게 식어버리기도 한다.

4) 청각 일깨우기

• 여성을 유혹하기 가장 손쉬운 방법은 바로 귀를 통한 방법이다. 그녀의 귀에 종을 한 번 울리거나 기타를 연주하며 노래를 한 곡 해 보자. 소

리의 진동을 마음으로 느낀 그녀의 마음은 곧 이완되고 예민해질 것이다.

• 위의 사항이 여의치 않으면 잔잔한 음악을 틀도록 하자. 명상음악이나 클래식, 재즈 등 두 사람 모두가 좋아하는 음악을 선택한다. 특히 가사가 없는 연주 음악은 사람의 두뇌를 몽롱하게 만들어 상대방에 대한 집중력을 강화해준다.

• 자그마한 장식용 분수도 감각을 편안하게 만드는 좋은 방법이다. 졸졸졸 물이 흐르는 소리는 긴장을 풀고 성욕을 샘솟게 하기 때문이다.

• 침대 가까이 전화가 있다면 벨 소리를 꺼두도록 한다.

5) 미각 일깨우기

• 서로에게 음식을 먹여 준 적이 있는가? 그것도 침대에서? 영화에서도 가끔 나왔지만 미각을 자극하면 성적으로 쉽게 흥분될 수 있다. 와인이나 샴페인 등 감미로운 술을 천천히 음미하며 마셔보자. 두뇌가 안정되고 몸의 감각이 고조될 것이다.

• 딸기나 포도, 초콜릿, 굴 등 관능적인 음식을 나누어 먹는다. 딸기나 포도 한 알을 입에 문 다음 상대방에게 입으로 꺼내 먹으라고 권유해보자. 초콜릿 속에는 섹스 시 생성되는 화학물질인 페닐에틸아민이 들어 있고, 생굴은 여자의 생식기를 닮은 에로틱한 먹거리일 뿐만 아니라 남자의 정력을 강화시키는 아연을 듬뿍 함유하고 있다.

• 한꺼번에 여러 음식을 맛보면 미각을 망칠 수도 있고 포만감이 섹스를 방해할 수도 있다. 한두 가지 먹거리를 조금만 준비하도록 하자.

6) 촉각 일깨우기: 터치 명상

터치 명상은 당신의 몸속에 잠자고 있는 감각을 일깨우는 아주 특별한 훈련이다. 주의를 깊이 기울이고 몸 구석구석을 탐구해 나가면 몸의 거의 모든 부위가 즉각적으로 훌륭한 성감대로 변할 수 있다.

다음의 터치 명상 수련법은 성적인 흥분을 일으키기 위한 목적보다는 당신의 감각을 열어 파트너와 감각적인 사랑을 나누기 위한 훈련이다. 몸과 마음이 깨어있지 않으면 당신의 감각은 활짝 꽃필 수 없고, 파트너와의 즐거움도 온전히 누리지 못하게 된다.

접촉 명상이 천천히 진행되는 동안, 당신은 몸 전체와 연결됨으로써 자신의 성에너지가 깨어나는 의미심장한 경험을 만끽할 수 있을 것이다.

❶ 상대의 눈을 응시한다.

편안한 자세로 앉거나 누워 서로의 눈을 들여다본다. 상대의 눈을 지긋이 바라보는 것은, 서로의 영혼을 연결시켜 치유적인 사랑의 에너지를 나누는 아주 강력한 방법이다.

❷ 자신의 몸을 만진다.

누가 먼저 할 것인지를 정한다. 먼저 하는 사람은 양손을 사용해 자신의 몸을 머리에서 발끝까지 어루만진다. 성기는 맨 마지막에 하도록 한다. 자신의 몸 각 부분을 부드럽게 터치하면서 그 부분을 마음으로 받아들인다.

❸ 파트너가 따라 한다.

파트너가 당신이 방금 만진 곳을 따뜻한 애정을 불어넣으며 다정하게 만진다. 손끝으로 해도 좋고 깃털이나 모피 조각을 사용해도 괜찮다. 이

때 자신의 가슴이 파트너의 가슴을 터치한다고 상상해 보자. 터치를 받는 사람은, 자기 자신의 터치 느낌과 상대방의 터치 느낌이 어떻게 다른지 관찰한다.

❹ 미소를 짓고 사랑을 보낸다.

받는 사람은 미소를 지으며 감사와 사랑의 마음으로 터치를 받아들인다. 하는 사람은 때때로 "이는 내 사랑하는 님의 몸이다." 혹은 "나는 이 몸 구석구석을 사랑한다."와 같은 사랑의 말을 전해도 좋다. 자신의 욕구가 아니라 파트너에 대한 사랑에 마음을 집중하라.

❺ 역할을 바꾼다.

역할을 바꾸어 터치를 받았던 사람이 터치를 한다.

❻ 서로 녹아드는 포옹을 한다.

위의 과정이 끝나면 10~20분 동안 서로 녹아드는 포옹을 한다. 둘 다 옆으로 누워서 남성이 자신의 가슴을 여성의 등에 대는 〈스푼 자세〉를 취하거나 몸이 가벼운 사람이 상대방 위에 올라가 눕는다.

이렇게 둘 다 깊이 이완한 자세로 접촉하고 있으면, 서로에게 녹아들어가는 느낌이 들면서 둘 사이의 경계도 어느새 녹아 없어지게 된다. 미묘한 에너지의 흐름과 심장박동 소리가 서로를 이어주면서 두 사람이 하나의 에너지 흐름 속에 놓이게 되기 때문이다.

활짝 열린 가슴으로 신비주의자들이 느끼는 일체감, 혹은 엑스터시라는 신비의 세계로 함께 흘러들어가라.

제7강

·

음양에너지 감응의 비법

《玄女經》云:
현녀경 운

黃帝問玄女曰:"吾受素女陰陽之術, 自有法矣。願復命之, 以悉
황제문현녀왈 오수소녀음양지술 자유법의 원복명지 이실

其道。"
기도

玄女曰:"天地之間, 動須陰陽, 陽得陰而化, 陰得陽而通。一陰一
현녀왈 천지지간 동수음양 양득음이화 음득양이통 일음일

陽, 相須而行。故男感堅強, 女動闢張, 二氣交精, 流液相通。男
양 상수이행 고남감견강 여동벽장 이기교정 유액상통 남

有八節, 女有九宮, 用之失度, 男發痛疽, 女害月經, 百病生長,
유팔절 여유구궁 용지실도 남발통저 여해월경 백병생장

壽命消亡。能知其道, 樂而且強, 壽即增延, 色如華英。"
수명소망 능지기도 낙이차강 수즉증연 색여화영

《玉房秘訣》云:
옥방비결 운

黃帝曰:"夫陰陽之道, 交接奈何?"
황제왈 부음양지도 교접내하

素女曰:"交接之道, 固有行狀, 男以致氣, 女以除病, 心意娛樂,
소녀왈 교접지도 고유행상 남이치기 여이제병 심의오악

氣力益壯。不知道者, 則侵以衰。欲知其道, 在安心, 和誌。精神
기력익장 무지노사 즉침이쇠 욕지기도 재안심 화지 정신

統歸, 不寒不暑, 不飽不饑, 定身正意, 性必舒遲, 深內徐動, 出
통귀 불한불서 불포불기 정신정의 성필서지 심내서동 출

入欲希。以是為節, 慎無敢違, 女即歡喜, 男則不衰。"
입욕희 이시위절 신무감위 여즉환희 남즉불쇠

현녀경에 전하기를, 황제가 현녀에게 물었다.

"짐은 소녀에게서 음양지술을 받아 스스로 그것을 지키고 있다. 다시 명하노니 그 방도를 더 자세하게 일러주기 바라노라."

현녀가 대답했다.

"천지간의 모든 움직임에는 반드시 음양이 따릅니다. 양은 음을 얻어서 변화하고 음은 양을 얻어서 소통합니다.

일양과 일음은 서로 화합하여야 실행이 됩니다. 그러므로 남성은 음기에 감응하여 딱딱하고 늠름해지며, 여성은 양기에 감응하여 음도가 서서히 벌어집니다. 그런 후 음양의 두 기가 정을 교합하면 애액이 흐르고 서로 통합니다.

남성은 팔절(八節)을 지켜야 하고, 여성은 구궁(九宮)을 준수해야 합니다. 만약 교접에 절도가 없으면 남성에겐 악성 종기가 생기고 여성은 월경에 해를 입어 백병이 생기고 수명이 줄어들어 일찍 죽게 됩니다.

그러나 남녀교접의 이치를 잘 알고 교접을 하면, 즐기면서도 강해지고 수명도 연장되고 안색도 꽃처럼 아름다워질 것입니다."

옥방비결에 이르길, 황제가 물었다.

"도대체 음양의 법도와 그 법도에 따른 교접이란 무엇을 말하는가?"

소녀가 대답했다.

"교접의 법도에는 본래 일정한 원칙과 요구가 있습니다. 남성은 이것으로 정기를 축적하고, 여성은 이것으로 질병을 제거하게 됩니다. 그러면 마음은 즐거워지고 기력은 더욱 왕성해집니다. 그 방도를 모르고 행하면 기운이 쇠약해지고 맙니다.

그 법도를 알려면, 마음을 안정시키고 뜻을 온화하게 해야 합니다. 그리하여 정신을 통일시키면 춥지도 덥지도 않고 배고픔과 배부름도 잊게 됩니다. 몸이 안정되고 뜻이 바르게 되면 성욕이 서서히 무르익습니다. 이때 깊이 삽입하여 천천히 움직이되, 출입의 횟수를 적게 해야 합니다.

이것을 법도로 하여 신중하게 행하고 그 원칙을 거스르지 않으면, 여성은 환희심에 젖어들게 되고 남성은 쇠약해지지 않습니다."

이 절에서도 음양의 법칙과 그 중요성을 거듭하여 강조하고 있다. 세상 만물은 음양의 화합과 조화에 의해 운행되고 있다. 특히 남녀 음양의 교합 행위인 성생활은 삶의 가장 원초적 행위로서 천지자연의 흐름에 순응해야 한다. 화합과 절도 없는 성생활은 생명을 갉아먹고 백병의 원인이 된다. 반면 음양의 도를 조화롭게 실천할 수 있다면 삶을 건강하게 즐기면서 장수할 수 있다.

음양론에 바탕을 둔 동양사상은 사물 전체를 음과 양의 두 요소로 파악한다. 음양은 절대적으로 구분되지 않으며 상대적으로 규정될 뿐이다. 남녀의 성별에서 남성은 양이요, 여성은 음이다. 하지만 같은 남성 사이에서는 더 활동적인 남성이 양이 되고, 상대적으로 내성적인 남성이 음이 될 것이다.

같은 사람도 음양으로 구성되어 있는데 육체는 양, 정신은 음에 속한다. 신체에서도 배꼽 위로는 양, 아래로는 음이 되며, 등은 양, 배는 음이 된다. 내장 가운데 5장인 간(肝)·심(心)·비(脾)·폐(肺)·신(腎)은 음에 속하고, 6부인 담(膽)·소장(小腸)·위(胃)·대장(大腸)·방광(膀胱)·삼초(三焦)는 양이다. 이와 같이 만물과 인간은 음양의 지배를 받아 상대적으로 균형을 유지하며 조화롭게 운행되고 있다. 따라서 음양의 이치에 맞을 때는 평안하고 건강하지만, 음양에 역행하여 조화가 깨지면 고통이 따르고 심할 때는 질병이나 다툼으로 나타난다.

남녀 음양의 성에너지는 삶의 원천이며 생명의 원동력이다. 이 원천에너지인 성에너지가 흐르지 않고 소통되지 않는다면 인간의 건강과 행복에 악영향을 끼칠 수밖에 없을 것이다. 그러므로 현녀는 '양은 음을 얻어서 변화하고 음은 양을 얻어서 소통하게 된다'고 음양의 화합을 강조한다.

"일양과 일음은 서로 화합하여야 실행이 됩니다. 그러므로 남성은 음기에 감응하여 딱딱하고 늠름해지며, 여성은 양기에 감응하여 음도가 서서히 벌어집니다. 그런 후 음양의 두 기가 정을 교합하면 애액이 흐르고 서로 통합니다."

여기서 '남성은 음기에 감응하여 딱딱하고 늠름해지며, 여성은 양기에 감응하여 음도가 서서히 벌어진다'는 구절을 깊이 이해할 필요가 있다.

앞 절에서 남녀가 화합하기 위해서는 기를 안정시키고[定氣], 마음을 편안하게 하며[安心], 정신을 온화하게 하는 것[和志]이 무엇보다 중요함을 살펴보았다. 남녀 교합에서 정신의 안정과 마음의 평안이 가장 필수적인데, 대부분의 경우 지나친 정신의 흥분과 감정의 격정을 앞세우곤 한다. 이런 현상은 정신적 흥분을 지나치게 자극한다는 점에서 〈야동발기〉로 명명하기로 하자. 야동발기는 정신의 과잉흥분으로 남성을 조루로 치닫게 하고, 여성 역시 깊은 성적 감흥으로 이끌 수가 없다.

남녀의 화합은 정신의 안정에서 시작하여 음양 기운의 감응으로 이어져야 한다. '남성은 음기에 감응하여 딱딱하고 늠름해지며, 여성은 양기에 감응하여 음도가 서서히 벌어진다.' 음양 기운의 감응에 의한 발기와 열림은 〈양기발기〉라고 명명하기로 하자. 양기발기는 두뇌의 흥분만이 아닌 남녀 기운의 감응, 특히 남녀가 성감대를 접촉할 때 촉발되고 교류되는 에너지에 의한 발기이다. 야동발기가 정신성 발기라면 양기발기는 반사성 발기라고 할 수 있다.

양기발기는 야동발기와 달리 기운을 서서히 깊게 일으키므로 남자의 조루를 예방해주고 여성의 성감을 심오하게 열어줄 수 있다. 동양사상에서는 기통혈(氣統血)이라 하여 에너지가 혈액을 통제한다고 본다. 바로 발기는 남성의 음경해면체 조직과 여성의 음부해면체 조직에 혈액이 충혈되는 현상이다. 그런데 혈액이 성기관에 충혈이 되자면 먼저 에너지가 충전되어야 한다. 성감대 접촉이나 정신적 자극으로 에너지가 성기관에 충전되면 그 에너지를 따라 혈액이 충혈 되는 것이다. 여성 역시 음순이 붉게 변하며 질구부터 수축과 팽창을 반복하는 발기현상이 일어난다. 발기가 되면 남성의 성기가 단단해지고 따뜻해지는 반면, 여성의 성기는 따뜻해지며 부드럽게 열리는 경향이 있다.

우리는 이 절에서 남녀 화합의 지혜를 하나 더 배웠다. 그것은 정신적 애무인 마음의 평온에 이어 음양에너지 감응의 기술이다. **음양에너지가 저절로 발동하여 남녀 기운이 잘 조화하자면 남녀 모두는 에너지감각, 즉 기감(氣感)에 예민해야 하며, 늘 에너지가 충만한 상태를 잘 유지해야 한다.**

에너지감각을 깨우려면 성에너지감각 터치법, 기감 등의 훈련을 꾸준히 해야 하고, 성에너지감각을 일으키는 애무법과 삽입법을 실천해야 한다. 그리고 전신에 에너지가 늘 충만하려면 환정보뇌(還精補腦) 비사정(非

射精)으로 정기를 보전하는 성생활을 기본으로 몸의 에너지를 효율적으로 관리하고 배양하는 등의 노력을 해야 한다. 이와 같이 에너지를 충전시켜 주는 방중술의 수련법들을 앞으로도 하나하나 계속 배워나갈 것이다.

제8강

·

소녀가 전하는
발기부전 극복비법

黃帝曰：“今欲強交接，玉莖不起，面慚意羞，汗如珠子，心情貪
황제왈　금욕강교접　옥경불기　면참의수　한여주자　심정탐

欲，強助以手，何以強之，願聞其道。”
욕　강조이수　하이강지　원문기도

素女曰：“帝之所問，衆人所有。凡欲接女，固有經紀，必先和氣，
소녀왈　제지소문　중인소유　범욕접녀　고유경기　필선화기

玉莖乃起。順其五常，存感九部，女有五色，審所足扣。采其溢精，
옥경내기　순기오상　존감구부　여유오색　심소족구　채기일정

取液於口，精氣還化，塡滿髓臟。避七損之禁，行八益之道，毋
취액어구　정기환화　전만수장　피칠손지금　행팔익지도　무

逆五常，身乃可保。正氣內充，何疾不去？府藏安寧，光滑潤理，
역오상　신내가보　정기내충　하질불거　부장안녕　광활윤리

每接卽起，氣力百倍，敵人賓服，何慚之有？”
매접즉기　기력백배　저인빈복　하참지유

황제가 물었다.

"요즈음 짐은 억지로 교접을 하려 해도 옥경이 서지 않아 여자 대하기가 부끄러워서 얼굴은 붉어지고 마음은 움츠려들며 땀만 구슬처럼 흘린다. 그런데 마음은 항상 욕구가 가득하여 무리하게 손의 도움을 빌려서 삽입하려고 하고 있다. 어떻게 하면 강해질 수 있는지 그 방법을 듣고 싶구나."

소녀가 대답했다.

"황제의 의문은 많은 남성들이 고민하는 사실입니다.

본래 여성을 접하려고 할 때도 법도가 있습니다. 먼저 기분이 온화해야 옥경이 저절로 일어나게 됩니다.

남성은 오상(五常)의 도를 따르고 여성의 구기(九氣)를 느껴야 합니다. 여성은 오색(五色: 五徵·五欲)으로 성적 반응을 나타내는데, 그 충족되는 반응을 찬찬히 잘 살펴야 합니다.

남성이 여성의 넘치는 정기를 취하고 입으로 진액을 빨아들이면, 정기가 되돌아와서 뇌수에 가득 차게 됩니다.

다시금 칠손(七損)의 금기를 피하고, 팔익(八益)의 도를 행하도록 합니다. 그리고 오상의 도를 거스르지 않는다면 신체의 건강을 지킬 수 있습니다.

정기가 체내에 충만하면 어떤 병인들 물리칠 수 없겠습니까? 오장육부가 안녕하고 피부가 윤택해집니다. 매번 여성과 접할 때마다 즉각 옥경은 서게 되고, 기력은 백배로 솟아나, 여자도 기꺼이 순종할 것입니다. 그러면 부끄러운 일이 어디 있겠사옵니까?"

현대의 남성들처럼 그 옛날 황제 역시 발기부전의 문제로 고심한 흔적이 소녀경에 역력하게 나타나고 있다. 발기가 되지 않았을 때 당황하는 기색, 그리고 손을 이용하여 억지로 삽입하려 하거나 욕구를 해결해보려는 노력, 다시 강해질 방법을 궁리하는 등이 어찌 현대 남성들과 그리도 똑같을까?

소녀의 처방은 간결하지만 발기부전에 대한 근본적인 해법을 모두 담고 있다.

우선 소녀는 황제가 겪는 문제는 많은 남성들의 고민이라고 위로하며, 기분을 안정시켜야 옥경이 일어나게 됨을 강조했다. 남성의 조루증과 마찬가지로 발기부전 역시 심리불안과 긴장에 의해 흔히 유발된다. 마음의 불안이나 긴장은 교감신경을 항진시키고 교감신경이 항진되면 발기가 되지 않고 발기가 되어도 조기에 사정을 촉발시킨다.

그러므로 발기가 순조롭지 못하면 먼저 자신의 심리상태를 점검해보고 마음을 가다듬는 것이 현명하다. 스트레스로 인한 긴장, 혹은 성교에 대한 불안이나 부담감 등이 있다면 기분이 안정될 때까지 상대와 대화하며 편안하게 기다려본다. 정신이 안정되고 마음의 불안이 가라앉으면 옥경은 저절로 일어나게 될 것이다. 그래도 발기가 충분하지 못하면 다음을 기약하고 애무나 포옹으로 끝내는 것이 현명하다.

두 번째, 소녀는 오상(五常)의 도를 따르라고 처방한다. 오상(五常)의 도는 옥경의 흥분하는 단계를 인륜(人倫)의 인(仁), 의(義), 예(禮), 지(智), 신(信) 오상의 도덕에 비유하여 설명한 것이다. 옥경을 오상의 도에 따라 일으키고 절제하면 절대로 발기부전과 같은 고초를 겪지 않을 거란 것이다. 이 오상의 도는 제11강(p.114)에서 자세히 언급된다.

세 번째, 소녀는 여성의 구기(九氣)를 느껴야 한다고 처방한다. 여성의 구기(九氣)는 여성의 아홉 가지 음기가 발동하여 충족되는 양상을 설명한 것이다. 여성은 아홉 가지 음기가 충족되면서 오색(五色: 五徵·五欲)으로 성적 반응을 나타내는데, 이를 찬찬히 잘 살펴야 한다. (여성의 구기에 대해서는 제14강, 오색에 대해서는 제12강 참조)

여성의 음기가 충분히 동하지 않으면 남성의 양기 역시 이에 응하지 못해 발기가 순조로울 수가 없다. 그러므로 성급하게 서두르지 말고 정성스런 애무를 통해 여성의 음기가 충분히 발동되도록 배려해야 한다.

그런 후 **네 번째, 남성이 여성의 넘치는 정기를 취하고 입으로 진액을 빨아들이면 정기가 되돌아와서 뇌수에 가득 차게 된다**고 조언한다.

이는 남성의 채음보양법(採陰補陽法), 여성의 채양보음법(採陽補陰法)을 설명한 것으로, 남녀의 음양 정기를 교환하여 보충하는 방법이다. 남녀 쌍방의 음양에너지를 충분히 발동시켜 교류한다면, 성생활 자체가 가장 효율적인 성에너지 증진법이 될 수 있다.

특히 성교 중에 다량으로 나오는 타액과 애액은 인체와 오장의 정수로 생명수 혹은 감로수와 다름없다. 이 타액을 삼키면 오장(특히 신장)이 튼튼해지고 골수와 뇌수가 충실해지며 정기(성에너지)의 저장고인 뼈가 강해진다. 한의학의 바이블인 『황제내경(黃帝內徑)』에는 타액과 뼈, 수(髓)의 관계를 다음과 같이 설명하고 있다.

"뼈는 수(髓)를 저장하는 장소이며, 맥(혈관)은 혈액의 저장 장소인데, 모든 수와 혈액은 뇌 속으로 모이므로 뇌를 정수의 바다라고 한다. 이 정수가 혀 밑에 모여 하나의 못을 이루니 화지(華池)라고 한다. 화지에는 두 줄기 구멍이 있어 담과 통하고 있는데 그 구멍의 이름이 염천(廉泉)과 옥영(玉英)이다."
- 『황제내경』 「오장별론」

다섯 번째, 소녀는 칠손(七損)의 금기를 피하고, 팔익(八益)의 도를 행하도록 조언한다.(칠손팔익에 대해서는 제17강, 제18강 참조. 특히 p.232 참조) 칠손(七損)은 건강을 해치는 성생활을 말하고, 팔익(八益)은 건강에 유익한 성생활을 말한다. 평소 건강을 손상시키는 소모적인 성생활을 피하고 건강에 유익한 성생활을 영위한다면 발기부전과 정력감퇴를 미연에 방지할 수 있다. 그리고 성기관을 절도있게 쓰는 오상의 도를 거스르지 않는다면 신체가 건강해진다.

요약하자면 정신을 평온하게 가지고 정기가 충만하도록 하는 성생활이 발기부전 극복의 핵심열쇠이다. 정기가 채내에 충만하면 어떤 병도 물리칠 수 있고, 오장육부가 안녕하고 피부가 윤택해진다. 그리고 여성을 접할 때마다 즉각 옥경이 서고, 기력은 백배로 솟아나 여성도 기꺼이 복종할 것이다. 그러면 부끄러운 일이 어디 있겠는가? 소녀가 이 장에서 마지막으로 강조한 말이다.

86

발기력을 강하게 해주는 운동

식사는 영양분을 공급하고 기력을 보충하며, 수면은 기력을 회복하는 측면이 강하다. 정력식과 정력제는 제26강에서 다루니 참조하기 바란다.

소녀경 본문에서 강조한 오상(五常)의 도와 칠손팔익(七損八益)의 도는 절제있는 성생활을 통해 정기를 함부로 낭비하는 것을 경계하라는 것이다. 그리고 여성의 구기(九氣)를 느끼고 정기를 취하며 환정보뇌 하는 기법은 음양에너지를 교감하고 보익하는 성생활 방법을 제시한 것이다.

효율적인 수련과 운동은 성에너지를 배양하는 교접의 기술처럼 성적 잠재력을 깨워 정력을 강화시켜 준다. 성기관 운동은 다른 어떤 운동보다 효과적으로 당신의 성에너지를 깨워주고 남성의 조루와 발기부전, 여성의 불감증을 개선시켜 준다는 사실을 반드시 깨닫게 될 것이다.

제5강에서 제시한 환정보뇌(還精補腦) 훈련법들, 즉 성근육 펌프 운동, 골반 펌프 운동, 성에너지 호흡인 고환호흡과 질호흡, 성에너지를 순환하는 빅드로 호흡 등도 발기력과 정력을 키워주는 아주 훌륭한 방법들이다. 이들과 함께 여기서 소개하는 운동을 병행한다면 천하무적의 정력과 기력을 배양하게 될 것이다.

1. 발기력 강화 성기관 운동

1) 고환 마사지와 정관 스트레칭

고환은 정자와 성호르몬, 그리고 생명에너지인 성에너지를 생산하는 공장이다. 페니스의 파워를 근본적으로 키우자면 성호르몬과 성에너지를 생산하는 공장인 고환을 먼저 건강하게 단련해야 한다. 아래의 고환마사지는 고환의 기혈순환을 촉진하고 마찰에 의해 따뜻한 생체전기를 발생시켜서 고환을 건강하게 만들어 준다. 이제부터 고환의 천연비아그라를 공짜로 마음껏 복용해 보자.

❶ 고환 마사지하기

두 손을 문질러 따뜻하게 한 다음, 손으로 고환을 감싸 쥔다. 양 엄지로 양쪽 고환을 부드럽게 누르고, 나머지 네 손가락은 양쪽 고환 아래를 받친다.

1~2분 동안 손가락으로 고환을 힘차면서도 부드럽게 마사지한다. 고환이 아프거나 민감하다면 그 고통이 사라질 때까지 더 가볍게 오래 문지른다.

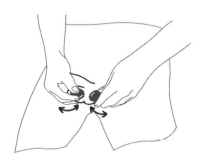

고환 마사지하기

❷ 정관 스트레칭하기

　엄지와 검지를 사용하여 고환을 잡고 밖으로 끌어내려 정관을 잡아당긴다. 양쪽 고환을 부드럽게 잡아당기기를 반복하며 정관이 스트레칭되는 것을 느껴본다. 정관이 위치한 서혜부까지 뻐근한 느낌이 생길 것이다.

　성에너지가 방출되는 느낌이 들 때마다 회음과 항문을 조이며 천골과 척추로 끌어올린다.

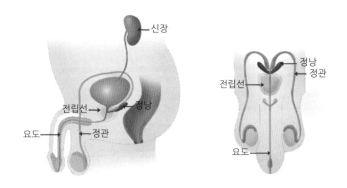

정관의 위치

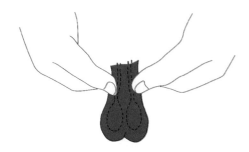

정관 스트레칭하기

❸ 고환 톡톡 두드리기

페니스를 위로 잡아 올려 고환을 노출시킨 후, 1~2분 동안 중지나 몇 개의 손가락 끝으로 톡톡 두드린다. 이 동작은 고환에 활력을 불어넣고 정자 생산을 증진시키는 데 큰 도움이 된다.

❹ 고환호흡으로 성에너지를 단전으로 끌어올리기

제5강에서 제시한 고환호흡의 방법대로 고환으로 부드럽게 숨을 들이쉬며, 마사지로 각성된 성에너지를 단전으로 끌어올린다는 상상을 한다. 내쉴 때 끌어올린 성에너지를 단전에 압축시킨다.

2) 페니스 단련법

남성의 훌륭한 연장(악기)은 내구력은 단단하지만 겉의 느낌은 부드럽고 따뜻하다. 길이는 적당히 길고 발기하면 기혈이 충만하여 각도가 위로 향하고 크게 팽창된다. 이러한 조건을 갖춘 명도는 아래에 소개하는 페니스 단련으로 충분히 가능하다.

❶ 페니스 스트레칭

발기되지 않은 상태에서 엄지와 검지로 링을 만들어 페니스 귀두를 잡는다. 항문조임근을 가볍게 당겨올리며 페니스를 밑으로 5초 이상 강하게 잡아당긴다. 같은 방법으로 페니스를 우측과 좌측으로 3회씩 잡아당긴다.

❷ 페니스 쥐어짜기와 비틀기

페니스 쥐어짜기와 비틀기는 발기한 상태에서 페니스를 당기거나 몸

쪽으로 압박하면서 동시에 쥐어짜면서 비틀어주는 단련법이다. 잘 미끄러질 수 있도록 오일이나 침을 바르고 실시한다.

페니스를 문질러 발기시킨 후 손으로 페니스 전체를 감싸 잡는다. 꽉 잡은 상태로 페니스를 비틀면서 천천히 귀두 쪽으로 미끄러뜨리고 페니스의 기혈을 귀두로 쥐어짜 준다. 음경 발기조직과 귀두가 혈액으로 팽창될 것이다.

이어서 페니스를 반대로 비틀며 몸통 쪽으로 미끄러뜨리며 페니스의 기혈을 골반으로 쥐어짜 준다. 2~3분 동안 페니스 쥐어짜기와 비틀기를 적당한 속도로 실시한다.

❸ 페니스 두드리기

페니스를 발기시킨 다음, 손바닥이나 철삼봉 같은 도구를 사용하여 페니스의 뿌리에서 귀두 부분까지 경쾌하게 두들겨 준다. 1~3분간 두들겨 준 후, 페니스를 가볍게 주물러 주면서 근육을 풀어 준다.

3) 남성 운동의 최강자 기역도

기역도(氣力道)는 중량추를 페니스와 고환에 함께 매달아 성기관을 효율적으로 강하게 단련하는 훈련이다. 성기 기역도는 내적인 에너지를 길러 내부 장기와 골수를 강화하는 달마 대사의 세수공(洗隨功), 즉 골수내공(骨髓內功)에서 유래되었다. 성기와 성근육뿐 아니라 내적 에너지를 깨워 장기를 강화하고 영적 성장을 꾀하는 것이 궁극적인 기역도 수련의 목적이다.

기역도를 훈련하면 그냥 손으로 페니스를 단련하는 것보다 3배 이상의 빠른 효과를 체험하곤 한다. 조루 개선, 발기력 강화, 페니스 확대

등, 남성의 소망을 한꺼번에 빠르게 달성할 수 있다. 더구나 건강과 장수를 얻고 정신력까지 빠르게 성장한다. 성기에 대한 직접적 자극과 훈련은 그 어떤 신체 운동보다 강력하다는 것을 수련자들은 몸소 체험하곤 한다.

성기 단련과 내공 훈련을 위해서 무리하게 중량추를 많이 들 필요는 없다. 하지만 페니스로만 들 경우 3킬로그램, 고환과 같이 묶을 경우는 10킬로그램까지만 중량추가 늘어나도 정력과 자신감이 불끈 솟아남을 체험하게 된다.

기역도는 고급수련으로, 정확하고 빠른 효과를 보기 위해선 타오월드에서 직접 수련지도를 받기를 권한다. 기역도 자체 수련도 중요하지만, 기역도 수련을 위한 준비수련과 보조수련이 더욱 중요하다는 사실을 간과해서는 안 된다.

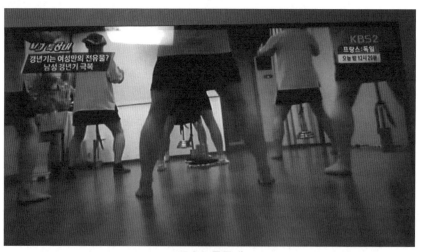

KBS vj특공대

기역도가 남성 갱년기 극복의 방안으로 vj특공대에 소개되어 화제를 모았다.

2. 골수(정기)를 기르는 철삼봉 두드리기

통뼈나 강골 같은 말에서 알 수 있듯이 뼈는 건강의 토대이다. 뼈는 인체의 버팀목일 뿐만 아니라 뼈 안의 골수조직에서 혈액과 면역체가 만들어진다.

동양의학의 관점에서는 뼈 속에 인체의 정기, 성에너지가 저장된다고 본다. 그러므로 사정을 과도하게 하면 정기가 골수에서 다량 빠져나가 골수 조직이 약해져 뇌가 멍멍해지고 골다공증이 빨리 초래된다. 그러면 정력이 조기에 쇠퇴하고 발기력 약화가 뒤따르기 마련이다.

철삼봉 두드리기는 뼛속까지 깊숙이 파장을 전달한다. 그리하여 뼛속의 노폐물을 몰아내고 생체전기를 활성화시켜 골수 재생을 촉진하고 강하고 건강한 통뼈를 만들어준다. 온몸을 골고루 두드려주면 모두 정력 증진에 도움이 되나, 특별히 성기능을 향상시키는 두드리기 방법을 공개하고자 한다.

우선 치골, 천골, 서혜부 등의 골반뼈를 두드린 후 회음부를 두드리고 성기관 자체도 두드려주면 된다. 아마 변강쇠가 부럽지 않게 될 것이다.

❶ 하복부와 치골 두드리기

하복부부터 치골까지 철삼봉을 두드려보자. 단전이 강화되고 방광 기능도 좋아져 소변발이 시원해질 것이다.

❷ 서혜부 두드리기

서혜부는 하복부와 다리가 만나는 부위로 기혈의 정체가 쉽게 일어나는 곳이다. 이곳을 두드리면 상하체가 소통되고 대퇴골도 강화되어 대퇴골두무혈성 괴사증 같은 노인성질환이 예방된다.

❸ 허리와 천골 두드리기

허리와 천골은 정력의 상징이다. 허리에서는 교감신경이, 천골에서는 부교감신경이 뻗어나와 성기관으로 들어간다. 이곳을 두드리면 성신경들이 강화되어 성기능이 향상된다.

❹ 회음부와 전립선 진동주기

회음부는 인체의 뿌리이자 성기의 뿌리이다. 회음부 위에는 남성의 전립선이 있는데 전립선은 남성 성기능과 사정조절력에 지대한 영향을 끼친다.

회음부를 가볍게 두드리면 성기 뿌리근육을 강화하고, 전립선까지 진동을 전달하여 전립선의 울혈을 시원하게 풀어준다. 전립선감각이 깨어나고 전립선비대나 염증을 예방하고 치유하는 것은 물론이다.

❺ 성기관 두드리기

페니스 자체도 가볍게 두드리면 페니스가 극적으로 무뎌지고 발기력이 무쇠처럼 강화된다. 여성들도 성기관 주변을 두드리면 성울혈이 풀려 성감이 활짝 깨어나는 체험을 하게 된다.

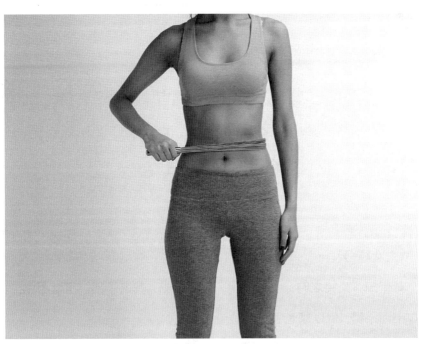

철삼봉 두드리기

철삼봉은 70여 가닥의 스테인레스 다발로 만든 두드리기 도구이다.
철삼봉으로 성기관 주변과 골반을 골고루 두드려주면 뼛속까지 깊숙이 파장을 전달하여
정력이 증진되고 성기능이 강화된다.

·

음양감응을 위한 애무의 필요성

《玄女經》云:
<small>현녀경운</small>

黃帝曰:"交接之時, 女或不悅, 其質不動, 其液不出. 玉莖不强,
<small>황제왈 교접지시 여혹불열 기질불동 기액불출 옥경불강</small>

小而不勢, 何以爾也?"
<small>소이불세 하이이야</small>

玄女曰:"陰陽者, 相感而應耳. 故陽不得陰則不喜, 陰不得陽則
<small>현녀왈 음양자 상감이응이 고양부득음즉불희 음부득양즉</small>

不起, 男欲接而女不樂, 女欲接而男不欲, 二心不和, 精氣不感,
<small>불기 남욕접이여불락 여욕접이남불욕 이심불화 정기불감</small>

加以卒上暴下, 愛樂未施. 男欲求女, 女欲求男, 情意合同, 俱
<small>가이졸상폭하 애악미시 남욕구녀 여욕구남 정의합동 구</small>

有悅心, 故女質振感, 男莖盛男熱, 營扣俞鼠, 精液流溢, 玉
<small>유열심 고여질진감 남경성남열 영구유서 정액유일 옥</small>

莖施縱, 乍緩乍急, 玉戶開翕, 或實作而不勞, 强敵自佚, 吸精
<small>경시종 사완사급 옥호개흡 혹실작이불로 강적자일 흡정</small>

引氣, 灌漑朱室. 今陳八事, 其法備悉, 伸縮俯仰, 前卻屈折. 帝
<small>인기 관개주실 금진팔사 기법비실 신축부앙 전각굴절 제</small>

審行之, 愼莫違失."
<small>심행지 신막위실</small>

현녀경에 전하기를, 황제가 현녀에게 물었다.
"교접할 때, 여성이 혹시 교접을 달가와 하지 않고, 성욕이 동하지 않아 음액이 나오지 않으며, 남성도 옥경이 강하지 않고 작아 힘이 없는 경우가 있는데, 이것은 어떻게 된 까닭인가?"

현녀가 대답했다.
"음양은 서로 감응해야 응합니다. 그러므로 양은 음을 얻지 못하면 기쁘지 않고, 음이 양을 얻지 못하면 동하지 않습니다. 남자가 접하기를 원하나 여자가 즐겁지 아니하고, 여자가 접하기를 원하나 남자가 원하지 않으면, 두 마음이 화합되지 못하여 정기가 서로 감응하지 않습니다. 게다가 갑자기 여자를 덮치고 난폭하게 행동하면 애정과 즐거움이 생기지 않습니다.
남녀가 서로 원해야 정과 뜻이 합해지고 함께 기쁜 마음이 생깁니다. 그래야만 여자의 질이 감응하여 움직이고 남자의 옥경도 강해지면서 힘을 얻습니다. 그 기세를 몰아 여자의 음핵과 질구를 두드리어 애액이 넘쳐흐르면 옥경을 진입시켜 천천히 혹은 빠르게 움직입니다. 그러면 옥문도 열렸다 닫혔다 하게 됩니다. 이렇게 되면 아무리 교합해도 피로를 느끼지 않으며 강한 여자라도 만족하게 될 것입니다. 여성은 남자의 정기를 흡입하여 질이 흥건히 적셔집니다.
이제 팔사(八事), 즉 신축(伸縮: 늘리고 오므리기), 부앙(俯仰: 구부리고 쳐들기), 전각(前却: 전진과 후퇴), 굴절(屈折: 굽히고 꺾기)을 펼칩니다. 교합의 방법은 여기에 모두 있으니, 황제께서는 반드시 이것을 살피고 행하여 아무쪼록 위배하지 않도록 주의하십시오."

이 절에서는 소녀 대신 현녀가 등장하여 음양 감응의 법칙과 애무의 필
요성에 대해 설파하고 있다. 현녀(玄女)는 소녀와 함께 방중술의 권위자로
꼽혀서, 후세에 이르러 방중술은 현소(玄素)의 도라 일컬어지기도 했다.

앞 절에서도 여성의 음기가 충분히 동하지 않으면 남성의 양기 역시 이
에 응하지 못해 발기가 순조로울 수가 없음을 배웠다. 이 절에서는 황제의
질문을 통해 이런 음양 감응의 법칙을 더욱 전문적으로 제시하고 있다.

"교접할 때, 여성이 혹시 교접을 달가와 하지 않고, 성욕이 동하지
않아 음액이 나오지 않으며, 남성도 옥경이 강하지 않고 작아 힘이
없는 경우가 있는데, 이것은 어떻게 된 까닭인가?"

현녀는 대답했다.
"음양은 서로 감응해야 응합니다. 그러므로 양은 음을 얻지 못하면
기쁘지 않고, 음이 양을 얻지 못하면 동하지 않습니다. 남자가 접하
기를 원하나 여자가 즐겁지 아니하고, 여자가 접하기를 원하나 남자
가 원하지 않으면, 두 마음이 화합되지 못하여 정기가 서로 감응하
지 않습니다. 게다가 갑자기 여자를 덮치고 난폭하게 행동하면 애정
과 즐거움이 생기지 않습니다.
남녀가 서로 원해야 정과 뜻이 합해지고 함께 기쁜 마음이 생깁니
다. 그래야만 여자의 질이 감응하여 움직이고 남자의 옥경도 강해지
면서 힘을 얻습니다."

동양철학과 동양의학은 음양의 원리에 바탕을 두고 있다. 음과 양은 상반되어 서로 격렬하게 다투기도 하지만, 적절하게 화합하면 엄청난 변화의 연금술을 일으킬 수 있다. **상반되는 음과 양이 멋진 화합을 이루려면 먼저 서로 감응해야 한다.** 남녀가 서로 감응하지 않은 상태에서 어느 한쪽이 일방적으로 난폭하게 행동하면 참다운 애정과 즐거움이 일어나지 않는다.

그러므로 남녀 교합은 억지로 행해서는 안 되며, 반드시 먼저 의기투합을 이끌어내야 한다. 내가 원하는 바를 상대에게서 이끌어내기 위해서는 유혹의 기술이 필요하다. 유혹의 기술은 나 자신의 매력을 표현하는 것이기도 하고, 상대방이 필요로 하는 것을 먼저 충족시켜 주는 행동이기도 하다. **유혹의 기술이란 한 마디로 상대방을 성적으로 열기 전에 마음의 문을 열어 나에게 감응하게 하는 것이라 할 수 있다.**

남녀가 서로 원하고 정과 뜻이 합해졌다고 하여 여성의 몸이 흔쾌히 열리는 것은 아니다. **교합에 이르러서는 애무를 통한 전희가 또한 선행되어야 한다.** 그래야만 여자의 질이 감응하여 움직이고 남자의 옥경도 힘을 얻는다. 삽입이 음식의 메인 코스라면 애무는 음식의 오미(五味)를 충분히 버무려내는 요리과정으로 비유할 수 있다. 요리의 솜씨가 서툴고 요리 시간이 부족하면 그 음식은 깊은 맛을 내기가 힘들 것이다. 여성의 몸을 활짝 열고 깊은 성감을 자아내는 애무의 기술은 다음 절에서 자세히 소개된다.

현녀는 애무로 여성의 몸을 연 후의 삽입기법도 이어서 조언한다.

"그 기세를 몰아 여자의 음핵과 질구를 두드리어 애액이 넘쳐흐르면 옥경을 진입시켜 천천히 혹은 빠르게 움직입니다. 그러면 옥문도 열렸다 닫혔다 하게 됩니다. 이렇게 되면 아무리 교합해도 피로를 느끼지 않으며 강한 여자라도 만족하게 될 것입니다. 여성은 남자의 정기를 흡입하여 질이 흥건히 적셔집니다."

전희를 충분히 행하여 여성의 몸이 열린 후라도 깊은 삽입을 바로 시도해서는 안 된다. 옥경으로 여자의 음핵과 질 입구를 한참동안 접촉하여 애액이 넘쳐흐르면 그때야 옥경을 천천히 진입시킨다. 그러면 여성의 질은 충분히 예열되어 옥문이 열렸다 닫혔다 하는 반응을 자동적으로 일으키게 된다.

이윽고 여성의 물은 끓어올라 수증기로 기화하니 남성을 보익하게 된다. 그러면 남성은 아무리 격렬하게 오래 교합을 해도 피로를 느끼지 않는다. 그리고 강한 여자라도 질이 흥건하게 적셔지면서 깊이 만족하게 될 것이다.

"이제 팔사(八事), 즉 신축(伸縮: 늘리고 오므리기), 부앙(俯仰: 구부리고 쳐들기), 전각(前却: 전진과 후퇴), 굴절(屈折: 굽히고 꺾기)을 펼칩니다. 교합의 방법은 여기에 모두 있으니, 황제께서는 반드시 이것을 살피고 행하여 아무쪼록 위배하지 않도록 주의하십시오."

충분한 애무와 느리고 부드러운 세심한 삽입행위에 의해 여성이 충분히 열리고 만족하면, 8종 교합의 방법을 자유자재로 다양하게 구사한다. 몸이 열린 후에는 다소 강하고 빠른 자극을 가하더라도 흥분된 성에너지가 밖으로 쉽사리 방전되지 않고 몸 안으로 충전된다.

하지만 처음부터 빠르고 강하게 자극하면 너무 빠르게 달아올라 흥분된 성에너지가 밖으로 방전되어버리고 말 것이다. 음식을 처음부터 너무 강한 불에 끓이면 오미를 충분히 우려낼 틈도 없이 끓어 넘쳐버리는 이치와 같다.

제10강

·

음양 화합을 위한
애무와 삽입의 법칙

《素女經》云:
소녀경 운

黃帝曰:"陰陽貴有法乎?"
황제왈 음양귀유법호

素女曰:"臨御女時, 先令婦人放平安身, 屈兩脚, 男人其間,
소녀왈 임어녀시 선영부인방평안신 굴양각 남인기간

銜其口, 吮其舌, 拊搏其玉莖, 擊其門戶東西兩傍, 如是食頃,
함기구 연기설 부박기옥경 격기문호동서양방 여시식경

徐徐內入。玉莖肥大者內半寸, 弱小者入一寸, 勿搖動之, 徐出
서서내입 옥경비대자내반촌 약소자입일촌 물요동지 서출

更入, 除百病。勿令四傍泄出, 玉莖入玉門, 自然生熱且急, 婦人
갱입 제백병 물령사방설출 옥경입옥문 자연생열차급 부인

身當自動搖, 上與男相得, 然後深之, 男女百病消滅。淺刺琴弦,
신당자동요 상여남상득 연후심지 남녀백병소멸 천자금현

入三寸半, 當閉口刺之, 一二三四五六七八九, 因深之, 至昆石
입삼촌반 당폐구자지 일이삼사오육칠팔구 인심지 지곤석

旁往來, 口當婦人口而吸氣, 行九九之道訖, 乃如此。"
방왕래 구당부인구이흡기 행구구지도흘 내여차

소녀경에 전하기를, 황제가 물었다.
"음양교접에서 어떤 법도를 중요시해야 하는가?"

소녀가 대답했다.
"여자와 교합하려 할 때 먼저 여인을 편안하게 눕게 하고 두 다리를 굽히게 하여 남자가 그 사이에 엎드립니다. 그런 후 여성의 입을 맞추고, 그 혀를 빨고 옥경을 비빈 후 옥문 좌우 양쪽을 가볍게 두들깁니다. 이렇게 한참 하다가 서서히 안으로 진입시킵니다.

옥경이 큰 사람은 반치 정도 넣고, 작은 사람은 1치 정도 넣습니다. 빠르고 격하게 움직이지 말고 천천히 뺐다가 다시 꽂고 하면 온갖 병을 없앨 수 있습니다.

함부로 정액을 옥문 둘레로 새나오도록 해서는 안 됩니다. 옥경을 옥문 속으로 진입시키면 여자의 몸은 자연히 뜨거워지고 급해져서 응당 자동으로 흔들리면서 위의 남자를 꼭 끌어안습니다. 그때까지 참았다가 깊이 밀어 넣으면 남녀의 오만가지 병이 사라집니다.

얕게 금현(음핵)을 자극하고, 다시 세치 반을 밀어 넣습니다. 입을 다물고 아홉 번 찌른 후, 점점 깊이 곤석(昆石, 자궁과 직장이 잇닿은 오목한 질원개)까지 삽입하여 왕래합니다. 그때 여성의 입에 입을 대고 기를 빨아들이며 구구(九九: 九氣와 九法)의 도를 행합니다. 교접의 방법과 순서는 이와 같습니다."

『소녀경』의 앞 절에서 음양 남녀가 상호 감응하기 위해서는 충분한 애무가 필요함을 강조했다. **쌍방이 동하지 않는 상태에서 억지로 교합하면 애정과 즐거움이 생기지 않는다는 것이다.**

"남자가 접하기를 원하나 여자가 즐겁지 아니하고, 여자가 접하기를 원하나 남자가 원하지 않으면 두 마음이 화합하지 못하여 정기가 서로 감응하지 않습니다. 게다가 갑자기 여자를 덮치고 난폭하게 행동하면 애정과 즐거움이 생기지 않습니다."

이 절에서는 음양 화합을 위한 애무와 삽입의 법도, 즉 음양교접의 법도를 구체적으로 제시하고 있다. **먼저 여성을 편안하게 한 후 애태우듯이 점진적인 애무 기교를 행해야 함을 강조했다.**

"여자와 교합하려 할 때 먼저 여인을 편안하게 눕게 하고 두 다리를 굽히게 하여 남자가 그 사이에 엎드립니다. 그런 후 여성의 입을 맞추고, 그 혀를 빨고 옥경을 비빈 후 옥문 좌우 양쪽을 가볍게 두들깁니다. 이렇게 한참 하다가 서서히 안으로 진입시킵니다."

『소녀경』의 이 절에서는 여성을 편안하게 눕힌 후 여성의 입을 맞추고, 그 혀를 빨라고 애무 기법을 간략하게 제시하고 있다. 마왕퇴의 한나라시대 묘에서 새롭게 발견된 성고전인 『합음양(合陰陽)』에서는 서로 애무하고 입 맞추며 포옹하면서 유희하는 기법이 비교적 상세하게 기술되어 있다.

"남녀의 교합 방법은 다음과 같다. 손목부터 어루만지기 시작하여, 차츰 팔꿈치를 지나 겨드랑이에 이르고, 어깨를 거쳐 목덜미에 이른다. 그리고 목의 승광혈(承光穴)을 쓰다듬으면서 목을 한 바퀴 돌고 결분(缺盆)으로 내려가 유륜을 지나고 명치 부위를 거쳐 치골에 이른다. 음호(陰戶)로 들어가 음핵을 부드럽게 접촉하면서 하늘의 정기를 들이마셔 정신을 고양시키면, 늙지 않고 오래 살아 천지와 함께 공존할 수 있게 된다.
교근(交筋)은 음호 가운데의 교맥(交脈), 즉 음핵이다. 음핵을 아래에서 위로 애무하면 온몸이 이완되고 기분이 유쾌해진다. 비록 욕망이 생겨도 바로 교합하지 말고, 먼저 입 맞추고 포옹하며 마음껏 희롱한다."
- 『합음양(合陰陽)』

이 『합음양(合陰陽)』의 구절은 애무를 손 - 팔 - 겨드랑이 - 어깨 - 목 - 가슴 - 옆구리 - 명치 - 치골 - 음호 - 음핵 순서로 애태우듯 진행하는 원칙을 잘 일러주고 있다. 인체의 말단, 즉 덜 예민한 부위부터 예민한 성기 부위로 단계적으로 진행함으로써 물인 여성을 천천히 끓이는 지혜를 가르치고 있다.

그리고 욕망이 생겨도 즉시 교합하지 말고 입을 맞추며 마음껏 희롱하며 놀라고 가르친다. 희롱하는 원칙도 여성의 생리적 흥분 반응을 나타내는 오욕(五欲)에 따라 행해야 함을 이어서 강조한다.

"유희하는 데도 방법과 원칙이 있다. 첫째 여성의 정기가 위로 올라 얼굴이 뜨거워지면 천천히 숨을 내쉬고, 둘째 여자의 유두가 일어서고 코에서 땀이 배어나오면 천천히 포옹하며, 셋째 설태가 얇고 혀가 촉촉해지면 천천히 입을 맞추며 바싹 밀착해야 하고, 넷째 음액이 흘러 대퇴부를 적시면 천천히 움직이기 시작하고, 다섯째 여성이 계속 침을 삼키면 천천히 요동하기 시작한다. 이것을 오욕(五欲)의 징조라고 하는데, 오욕의 징조가 다 발하면 정식으로 교합한다."
- 『합음양(合陰陽)』

오욕의 징조가 모두 충족되면 정식으로 교합을 시작한다고 했는데, 교합은 어떻게 시작할까?

"옥경을 비빈 후 옥문 양쪽을 가볍게 두들깁니다. 이렇게 한 다음 차츰 안으로 진입시킵니다."

애무를 충분히 행하여 여성이 준비된 후라도 바로 삽입하지 않고, 옥문(玉門)부터 자극한다. 즉 여성의 외음부인 음순과 음핵을 옥경(玉莖, 페니스)으로 한참 농안 지분거리며 접촉한다. 이렇게 집요하게 여성을 애태우듯 애무하면 여성은 극도로 흥분하며 남성의 삽입을 간절히 원하게 된다. 이때 질 입구는 요동치며 격렬하게 수축과 팽창 반응을 보일 것이다. 이제야 비로소 얕게 삽입하여 천천히 움직이기 시작한다.

"이렇게 한참 하다가 서서히 안으로 들어가는데 옥경이 큰 사람은 반치 정도 넣고, 작은 사람은 1치 정도 넣습니다. 빠르게 움직이지 말고 천천히 뺐다가 다시 꽂고 하면 온갖 병을 없앨 수 있습니다."

여성이 격렬하게 삽입을 원해도 바로 깊게 들어가서는 안 된다. 남성의 귀두 정도만 얕게 삽입하여 천천히 부드럽게 진퇴를 반복한다. 말초신경이 밀집한 귀두와 질 입구를 마찰하면 흥분에너지가 다량 방출되며 큰 쾌감을 선사한다. 남성은 질의 얕은 부위에선 사정 조절이 쉬우며, 여성은 깨어난 흥분에너지로 인해 질의 더 깊은 부위가 반응을 일으키기 시작한다. 이와 같이 음양에너지가 교류되고 충족되면 온갖 병이 사라지게 된다.

"함부로 정액을 옥문 둘레로 새어나오도록 해서는 안 됩니다. 옥경을 옥문 속으로 진입시키면 여자의 몸은 자연히 뜨거워지고 급해져서 응당 자동으로 흔들리면서 위의 남자를 꼭 끌어안습니다. 그때까지 참았다가 깊이 밀어 넣으면 남녀의 오만가지 병이 사라집니다."

남성은 끝까지 사정하지 않아 정액이 새어나오지 않게 해야 한다. 여성이 한껏 달아오른 상태에서 옥경을 진입시키면 여성은 쾌감으로 남성을 꼭 끌어안게 된다. 바로 그때 여성이 절정에 이를 즈음 깊이 삽입하여 여성을 절정으로 이끌어야 한다.

"얕게 금현(음핵)을 자극하고, 다시 세치 반을 밀어 넣습니다. 입을 다물고 아홉 번 찌른 후, 점점 깊이 곤석(昆石, 자궁과 직장이 잇닿은 오목한 질원개)까지 삽입하여 왕래합니다."

질 중간 정도 깊이 삽입한 후라도 바로 질 끝까지 직행해서는 안 된다. 또 다시 얕게 삽입하고 깊게 삽입하기를 반복한 후, 점점 질의 깊은 곳과 자궁 경부까지 가 닿는다. 여기서 등장하는 금현(琴弦), 곤석(昆石) 등 질 부위별 명칭은 현대 해부학에 비추어 봐도 놀랍다.

명나라 때의 성의학서인 『소녀묘론(素女妙論)』에서는 질의 여덟 부분을 음도 팔곡(八谷)이라 다음과 같이 칭했다. 첫째는 "금현(琴弦)으로 질의 깊이가 일 촌 되는 곳이고, 둘째는 능치(菱齒)로 그 깊이가 이 촌 되는 곳이며, 셋째는 타계(妥谿)로 그 깊이가 삼 촌 되는 곳이며, 넷째는 현주(玄珠)로 그 깊이가 사 촌 되는 곳이며, 다섯째는 곡실(谷實)로 그 깊이가 오 촌 되는 곳이며, 여섯째는 유궐(愈闕)로 그 깊이가 육 촌 되는 곳이며, 일곱째는 곤호(昆戶)로 그 깊이가 칠 촌 되는 곳이며, 여덟째는 북극(北極)으로 그 깊이가 팔 촌 되는 곳이다."

여기서 곤호(昆戶)는 소녀경의 곤석(昆石)의 다른 명칭일 것이다. 당나라 때의 방중서인 『천지음양교환대악부(天地陰陽交歡大樂賦)』에서는 질 깊이의 명칭 두 가지가 언급되었다. "연인의 음에서 깊이가 일 촌 되는 곳을 금현(琴弦)이라 하고, 오 촌 되는 곳을 곡실(谷實)이라고 하는데, 그곳을 지나면 죽는다."

그밖에 고대 방중서들에서는 질의 부위를 표현하는 다양한 명칭들이 등장하는데, 용어들이 가리키는 부위가 통일되어 있지는 않다. 하지만 음핵과 대음순, 소음순, 질전정 등의 외음부와 질의 깊이마다 그리고 질원개와 자궁 경부 등의 명칭을 달리했다는 건, 그것들의 쓰임새를 세밀하게 파악했다는 것을 의미한다. 현대 성의학에서 질 안쪽 3~4센티 윗벽의 융기된 부위를 〈G스팟〉이라고 부르는데, 고대 동양에서는 이미 〈청어알천정〉 혹은 〈천정의 좁쌀〉이라고 칭하여 그 부위의 형상까지 꿰뚫고 있었음을 알 수 있다.

아무튼 얕은 삽입과 깊은 삽입을 교차 반복하여 여성을 충분히 흥분시킨 후, 점점 질의 깊은 곳인 곤석(昆石)과 자궁 경부까지 깊이 삽입하여 여성을 절정으로 이끌어야 한다. 여성이 절정에 이르면 비로소 물이 끓어 기화되듯이 음기를 토해내게 된다. 이때 남성은 여성이 토해내는 기를 받아들여야 하는데, 이것을 채음보양(采陰補陽)이라고 한다.

"그때 여성의 입에 입을 대고 기를 빨아들이며, 구구(九九: 九氣와 九法)의 도를 행합니다. 교접의 방법은 이와 같습니다."

여기서 구구(九九)는 삽입의 방법이나 여성의 9가지 기운을 만족시켜 주고 9가지 체위를 구사하는 방법을 말하는 정도로 파악하면 된다.

이 짧은 절에서는 애무에서부터 삽입, 채음보양법까지 남녀 교접의 원칙을 모두 일러주고 있다. 그 의미를 깊이 파악하면 참으로 심오한 방중의 도를 담고 있음에 감탄하지 않을 수 없다.

『천하지도담』의 여성 음부 논술

여성 음부의 해부학적 부위를 가장 많이 언급한 책은『천하지도담』일 것이다. 여성 음부에 대해 12개의 명칭을 언급했는데 각각의 정확한 위치를 파악하기는 쉽지 않다. 12개 명칭 중 같은 부위를 다른 이름으로 부른 것이 있을 수 있지만, 근본적으로 질 부위마다 그 쓰임새와 자극에 대한 실감각의 상이한 점을 파악했음이 틀림없다. 현대의학에서도 질의 해부학적 부위를 그토록 세밀하게 파악하지 못한 점을 비추어볼 때, 고대의 성의학이 얼마나 깊고 세밀하게 성기관을 관찰하고 성감각을 체험했는지를 알 수 있다.

첫째는 계광(笄光)이다. 질구 또는 질전정으로 추측된다. 둘째는 봉기(封紀)이다. 대음순이나 소음순으로 보인다. 셋째는 간호(澗瓠)이다. 치골구 혹은 질전정으로 보인다. 넷째는 서부(鼠婦)이다. 『현녀경』에서 말하는 취서(臭鼠), 즉 질구 혹은 음핵을 말하는 것으로 보인다. 다섯째는 곡실(谷實)이다. 『현녀경』에서도 곡실을 언급했는데 음핵을 말한다. 『천지음양교환대악부(天地陰陽交歡大樂賦)』에서는 오 촌 되는 곳을 곡실(谷實)이라고 언급했는데 이때는 질원개에 가깝다. 여섯째는 맥치(麥齒)이다. 『현녀경』에서도 맥치를 언급했는데 처녀막을 가리킨다. 일곱째는 영여(嬰女)이다. 『현녀경』에서도 영여를 언급했는데 질원개를 가리킨다. 여덟째는 반거(反去)이다. 질 가장 안쪽의 좌우 원개로 추측된다. 아홉째는 하우(何愚)이다. 질원개로 추측된다. 열 번째는 적수(赤繻)이다. 역시 질원개로 추측된다. 열한 번째는 적시구(赤𪘏九)이다. 『현녀경』에서는 적주(赤珠)라고 언급했는데 자궁 경부를 가리킨다. 열두 번째는 조석(礁石)이다. 『현녀경』에서는 곤석(昆石)이라고 언급했는데 자궁과 직장이 이어진 오목한 곳, 즉 질 후원개를 가리킨다.

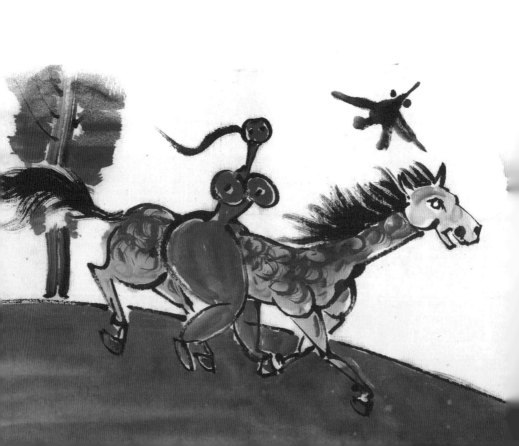

제2장

신비로운
성 생리와 삽입기법

성기가 지켜야 할 5가지 덕목, 오상(五常)

《玉房秘訣》云:
옥방비결 운

黃帝曰:"何謂五常?"
황제왈 하위오상

素女曰:"玉莖實有五常之道, 深居隱處, 執節自守, 內懷至德,
소녀왈 옥경실유오상지도 심거은처 집절자수 내회지덕

施行無己。夫玉莖意欲施與者, 仁也; 中有空者, 義也; 端有節
시행무기 부옥경의욕시여자 인야 중유공자 의야 단유절

者, 禮也; 意欲即起, 不欲即止者, 信也; 臨事低仰者, 智也。
자 예야 의욕즉기 불욕즉지자 신야 임사저앙자 지야

是故真人因五常而節之。仁雖欲施予, 精苦不固。義守其空者,
시고진인인오상이절지 인수욕시여 정고불고 의수기공자

明當禁, 使無得多, 實既禁之道矣。又當施予, 故禮為之節矣。執
명당금 사무득다 실개금지도의 우당시여 고례위지절의 집

誠持之, 信既著矣。即當知交接之道, 故能從五常, 身乃壽也。"
성지지 신기저의 즉당지교접지도 고능종오상 신내수야

황제가 물었다.
"오상이란, 무엇을 말하는가?"

소녀가 대답했다.
"남성의 옥경에도 실로 인의예지신 오상(五常)의 도덕이 있습니다. 평소에
는 은밀한 곳에 깊숙이 숨어 있으면서 절도로서 자기 자신을 지킵니다. 지
극한 덕을 안으로 간직하고 있으면서 베풀어 행함에는 인색하지 않습니다.
무릇 옥경이 상대방에게 베풀어 주려고 하는 것은 인(仁)의 덕입니다.
옥경의 가운데가 관이 있어 텅 비어 있는 것은 의(義)의 덕입니다.
옥경의 몸통과 귀두 사이에 마디가 있는 것은 예(禮)의 덕입니다.
교접하고 싶다고 생각하면 일어서고, 교접하고 싶지 않을 때는 일어나지 않
는 것은 신(信)의 덕입니다.
교합에 임해서 옥경이 낮은 곳에서 위로 우러러 쳐다보는 것은 지(智)의 덕
입니다.
그러므로 교접지도를 터득한 진인은 오상의 도에 의해서 욕망을 절제할 수
있습니다.
인(仁)의 덕이 비록 베풀려고 해도 정기가 부족하여 단단해지지 않는다면
의(義)의 덕이 비어있음이니, 명백히 교접을 금하여 방사(放射)를 막아야
합니다. 이것은 금지의 도리입니다.
또 상대방에게 마땅히 베풀어야 할 경우에는 예(禮)의 덕으로 절도를 지켜
야 합니다.
정성을 다해 교접을 행하는 것은 신(信)의 덕이 나타났기 때문입니다.
이러한 교접의 도를 알아 오상의 도덕을 잘 지키면 신체는 장수할 수 있습
니다."

　흥미롭게도 이 절에서는 음경(陰莖)의 실천 도리를 유교에서 말하는 인(仁)·의(義)·예(禮)·지(智)·신(信)의 5가지 기본 덕목인 오상(五常)에 비유하여 설명했다. 오상의 덕은 사람이 항상 지켜야 할 5가지 도리를 말하며, 오륜(五倫)과 함께 유교윤리의 근본을 이룬다. 즉 심성이 어질고, 정의감이 있어야 하고, 예의를 지키며, 옳고 그름을 잘 따져야 하고, 믿음을 줄 수 있어야 군자가 된다는 것이 유교의 가르침이다.

　"남성의 옥경에도 실로 인의예지신 오상(五常)의 도덕이 있습니다. 평소에는 은밀한 곳에 깊숙이 숨어 있으면서 절도로서 자기 자신을 지킵니다. 지극한 덕을 안으로 간직하고 있으면서 베풀어 행함에는 인색하지 않습니다.

　무릇 옥경이 상대방에게 베풀어 주려고 하는 것은 인(仁)의 덕입니다. 옥경의 가운데가 관이 있어 텅 비어 있는 것은 의(義)의 덕입니다. 옥경의 몸통과 귀두 사이에 마디가 있는 것은 예(禮)의 덕입니다. 교접하고 싶다고 생각하면 일어서고, 교접하고 싶지 않을 때는 일어나지 않는 것은 신(信)의 덕입니다. 교합에 임해서 옥경이 낮은 곳에서 위로 우러러 쳐다보는 것은 지(智)의 덕입니다."

　남성의 성기가 갖추어야 하는 다섯 가지 덕목 역시 바로 인의예지신이라는 것이다. 무릇 음경이란 남에게 베풀고자 하는 기관이니 이것이 바로 어짊(仁)이다. 음경의 한가운데에 구멍이 뚫려 있는 것은 사심이 없음인

의로움(義)을 비유한 것이다. 마디가 있어 기둥과 귀두로 나누어진 것은 예절(禮節)을 분별하고 있다는 뜻이고, 발기 시 아래에서 위를 올려다보는 형상이 되는 것은 곧 지혜로움(智)으로, 현인이 지를 숭상하는 것에 비유한 것이다. 성욕이 생기면 일어나고 사라지면 수그러드는 것은 믿음(信)에 비유했다.

"그러므로 교접지도를 터득한 진인은 오상의 도에 의해서 욕망을 절제할 수 있습니다.

인(仁)의 덕이 비록 베풀려고 해도 정기가 부족하여 단단해지지 않는다면 의(義)의 덕이 비어있음이니, 명백히 교접을 금하여 방사(放射)를 막아야 합니다. 이것은 금지의 도리입니다.

또 상대방에게 마땅히 베풀어야 할 경우에는 예(禮)의 덕으로 절도를 지켜야 합니다.

정성을 다해 교접을 행하는 것은 신(信)의 덕이 나타났기 때문입니다.

이러한 교접의 도를 알아 오상의 도덕을 잘 지키면 신체는 장수할 수 있습니다."

따라서 **성기를 가지고 있는 남성이라면 이 다섯 가지 덕목을 실천하여 욕망을 절제해야 함을 강조한 것이다.** 남성은 인(仁)의 덕으로 베푸는 데 인색해서는 안 되지만, 정기가 부족할 때에는 음경의 한가운데가 비어있는 것과 같은 의(義)의 덕으로 교접을 금해야 한다는 것이다.

또 상대방에게 베풀어야 할 때에는 예(禮)의 덕으로 절도를 세워서 굳건히 발기를 시켜야 한다. 이렇게 교접에 임해야 할 것인지 말 것인지를 분명히 판단하는 것은 신(信)의 덕이 발현되었기 때문이다.

오상 중에서도 가장 중요한 덕은 신(信)으로서, 남성은 자신의 욕망대로 행하지 않고 욕망을 절제해야 함을 가르치고 있다. 흔히 무절제한 욕정에 의해 발기부전이 유발된다는 사실을 고려하면, 발기불능인 사람이 억지로 교합하고자 하는 것은 소녀의 말과 같이 인도를 모르고 신의 덕에 거역하는 것이다. 그러나 음경이 오상의 도덕을 잘 지키면 성기능을 오래 유지하여 잘 발휘할 수 있음은 물론, 신체가 장수할 수 있다.

인륜의 도리에 빗대어 음경의 도리를 설파하고, 또 음경의 도리를 실천하는 것이 건강과 장수의 지름길임을 강조한 것은 탁월한 혜안이 아닐 수 없다. 성에너지인 정기(精氣)와 정액은 생명력의 원천이요, 이를 관장하는 곳이 성기관이기 때문이다. 성기관을 잘못 사용하고 남용하면 생명력이 금방 고갈되어 건강과 장수를 누리기가 힘들어진다.

중국 마왕퇴의 한묘에서 출토된 성고전의 하나인 『십문(十問)』의 제 오문(五問)에서는 성기관의 중요성을 강조하며, 왜 성기관이 신체의 다른 기관보다 먼저 망가지는지를 설명하고 있다.

요가 순에게 물었다. "세상에서 가장 귀한 것이 무엇인가?"
순이 대답했다. "생명이 가장 귀중합니다."
요가 물었다. "생명을 어떻게 다스려야 하는가?"
순이 대답했다. "무릇 음양의 이치를 살펴야 합니다."

요가 물었다. "사람에게 아홉 구멍과 열두 관절이 있어 모두 일정한 부위에서 그 역할을 하고 있는데, 무슨 까닭으로 생식기(陰器)는 신체의 다른 기관과 같이 생장하고도 다른 기관보다 먼저 쇠퇴하는가?"

순이 대답했다. "생식기는 음식을 먹지도 않고 생각도 하지 않습니다. 그리고 그것은 몸을 숨기고 이름조차 언급되는 경우가 드뭅니다. 그러나 교합에서 매우 빈번하게 쓰이지만 사람은 그것을 아끼지도 않고 예로 대하지도 않습니다. 그러므로 인체의 다른 기관과 함께 생장하지만 다른 기관보다 일찍 쇠퇴하는 것입니다.

- 『십문(十問)』

여기서는 음양의 이치를 살피는 것이 가장 귀중한 생명을 다스리는 비결임을 강조하고 있다. 그리고 **음양에너지를 관장하는 생식기가 다른 기관보다 먼저 쇠퇴하는 원인은 그것을 아끼지 않고 과용하기 때문임을 예리하게 지적하고 있다.** 이어서 『십문(十問)』에는 귀중한 생식기를 다스리는 비결에 대해 논하고 있다.

요가 물었다. "그것은 어떻게 다스려야 하는가?"

순이 대답했다. "반드시 그것을 아끼고 귀중하게 여겨야 합니다. 바르게 쓰는 방법을 가르쳐 사용해야 합니다. 좋은 음식으로 보양해야 합니다. 또 음경을 건장하게 하려면 방사를 절제해야 합니다. 성교에서 쾌감이 가장 강하게 일어나더라도 절대로 방사해서는 안 됩니다. 그러면 정력이 쌓이고 원기가 장차 쌓일 것입니다. 그러면 백세가 되어도 전보다 더 강건할 것입니다. 이것이 바로 순이 말한, 접음하여 기를 다스리는 방법입니다."

(堯曰: 治之奈何? 舜曰: 必愛而喜之, 敎而謀之, 飮而食之, 使
요왈 치지내하 순왈 필애이희지 교이모지 음이식지 사
其題崝堅强而緩事之, 必鹽之而勿予, 必樂矣而勿瀉, 材將積,
기제줄 견강이완사지 필염지이물여 필락의이물사 재장적
氣將畜, 行年百歲, 賢於往者, 舜之接陰治氣之道.)
기장축 행년백세 현어왕자 순지접음치기지도
-『십문(十問)』

『십문(十問)』의 제 칠문(七問)에는 장수의 비결을 성기관을 소중하게 생각하고 다스리는 것이라고 적나라하게 강조하고 있다. 그러면서 방중술을 통해 음경이 허약한 자는 강하게, 작은 자는 크게 만들 수 있고, 음정이 부족하면 충족시킬 수 있다고 했다.

은나라 임금 반경이 어느 장수한 노인에게 물었다. "듣자 하니 그대는 여자와 교합하여 강해졌고, 하늘의 정기를 흡수하여 장수하였다고 하는데, 나는 장차 장수의 도를 어떻게 행해야 하는가?"
노옹이 이렇게 대답했다. "신체의 여러 기관과 동시에 생겼지만, 먼저 쇠퇴하는 그 생식기를 소중히 여겨야 합니다. 음경이 허약한 자는 강하게 하고 작은 자는 크게 만들고 음정이 결손된 자는 그것을 충족시켜야 합니다."

(帝盤庚問於耇老曰: 聞子接陰以爲强, 吸天之精以爲壽長, 吾
제반경문어구노왈 문자접음이위강 흡천지정이위수장 오
將何處而道可行? 耇老答曰: 君必貴夫與身俱生而先身老者, 弱
장하처이도가행 고노답왈 군필귀부여신구생이선신노자 약
者使之强, 短者使長, 貧者使多量.)
자사지강 단자사장 빈자사다량
-『십문(十問)』

120

우리나라의 대표적 한의학 고전인 허준의 『동의보감(東醫寶鑑)』에도 〈정력을 세게 하는 방법〉세 가지를 제시하고 있다. 그 첫 번째가 바로 신(腎)을 단련하는 방법이다. 이때 신(腎)은 내신(內腎)과 외신(外腎)으로 나눠진다. 내신(內腎)은 신장으로 정기를 배설하지 않아 양기를 채우는 것을 말하고, 외신(外腎)은 고환과 음경 등의 성기관을 말하는 것이다. 성기관 단련법의 하나로는 양손바닥을 마주 비벼 외신을 덮어주는 방법을 일러주고 있다.

두 번째는 음식물을 먹어 보양하는 방법인데 평이한 맛을 내는 오곡이 정을 만드는 데 가장 탁월하다고 했다. 세 번째가 비로소 보약을 먹어 보양하는 방법이다. 하지만 허준 선생이 이 시대의 명의라면 발기유발제와 같은 인공화학 약제는 극구 만류했을 것이다.

소녀경의 가르침은 수많은 한의학 고전들을 비춰보면 동양의학의 핵심 원리와 그 궤를 같이하고 있음을 분명하게 알 수 있다. **소녀경과 동양의학은 과용하여 일찍 쇠퇴하는 성기관과 성에너지를 잘 관리하는 것이 건강과 장수의 비결임을 한결같이 강조하고 있다.**
성기가 지켜야 할 5가지 덕목인 오상(五常)을 인륜의 덕목 이상으로 엄격하게 실천해야 한다. 인간 도덕의 출발점은 음양 교접의 도에 있다고 봐도 과언이 아닐 것이다.

제12강

·

여성의 흥분반응에 따른 생리적 변화와 동작, 오징(五徵)과 오욕(五欲)

《玉房秘訣》云:
옥방비결 운

黃帝曰：“何以知女之快也？”
황제왈 하이지여지쾌야

素女曰：“有五徵五欲，又有十動，以觀其變，而知其故。夫五徵之
소녀왈 유오징오욕 우유십동 이관기변 이지기고 부오징지

候：一曰面赤，則徐徐合之；二曰乳堅鼻汗，則徐徐內之；三曰嗌
후 일왈면적 즉서서합지 이왈유견비한 즉서서내지 삼왈익

幹咽唾，則徐徐搖之；四曰陰滑，則徐徐深之；五曰尻傳液，徐徐
간인타 즉서서요지 사왈음활 즉서서심지 오왈고전액 서서

引之。”
인지

素女曰：“五欲者，以知其應：一曰意欲得之，則屏息屏氣；二
소녀왈 오욕자 이지기응 일왈의욕득지 즉병식병기 이

曰陰欲得之，則鼻口兩張；三曰精欲煩者，則振掉而抱男；四曰
왈음욕득지 즉비구양장 삼왈정욕번자 즉진도이포남 사왈

心欲滿者，則汗流濕衣裳；五曰其快欲之甚者，身直目眠。”
심욕만자 즉한류습의상 오왈기쾌욕지심자 신직목면

옥방비결에서 이르길, 황제가 물었다.

"여성이 쾌감을 느끼고 있는 것을 어떻게 알 수 있는가?"

소녀가 대답했다.

"여성에게는 오징(五徵)과 오욕(五欲)이 있으며 또 십동(十動)이 있습니다. 그 성적 흥분의 변화과정을 잘 관찰하면 그것을 알 수 있습니다. 무릇 오징(五徵)의 표현은 다음과 같습니다.

첫째, 여성의 얼굴이 붉어지면 천천히 끌어안아야 합니다.

둘째, 유방이 단단해지고 코끝에 땀방울이 맺히게 되면 서서히 삽입합니다.

셋째, 목이 말라 침을 삼키게 되면 천천히 옥경을 움직여줍니다.

넷째, 음부가 축축해져서 매끄러워지면 천천히 깊이 삽입합니다.

다섯째, 엉덩이에 진액(津液)이 흘러내리면 서서히 물러납니다."

소녀가 말했다.

"오욕(五欲)을 통해 여자 성욕의 외적 반응을 알 수가 있습니다.

첫째, 성적 욕망이 생기면, 숨을 죽입니다.

둘째, 음욕이 생기면 코와 입이 벌어집니다.

셋째, 그 욕망이 격심해지면 몸을 떨면서 남성을 꽉 껴안게 됩니다.

넷째, 성욕이 가득 채워지면 땀을 흘려서 이불을 흠뻑 적십니다.

다섯째, 쾌감이 절정에 이르려고 하면 몸을 쭉 뻗고 눈을 감습니다."

당신은 상대방에 대해 혹은 상대방의 성감대에 대해 얼마나 많이 알고 있는가? 상대방이 흥분하고 오르가즘에 도달할 때 몸이 어떤 반응을 보이는지 세심하게 관찰해본 적이 있는가?

『손자병법』하면 가장 먼저 떠오르는 구절은 바로 '지피지기(知彼知己)면 백전백승(百戰百勝)'이다. 『손자병법』의 제3편 「모공(謀攻)」의 정확한 표현은 다음과 같다. "적을 알고 나를 알면 백 번 싸워도 위태롭지 않다. 적을 알지 못하고 나를 알면 한 번 이기고 한 번 진다. 적도 모르고 나도 모르면 싸울 때마다 반드시 위태롭다."

남녀 간의 섹스 역시 전쟁과 다름없다. 그런데 **섹스는 상대를 만족시켜야 이기고 둘 다 만족해야 완전히 이기는 싸움이다.** 남녀가 성적 조화를 이루려면 먼저 자신과 상대의 몸과 성감대, 성적 흥분 경향, 그리고 감정과 정신상태까지 잘 이해해야 한다. 도인들은 상대방의 몸을 이해하는 데 7년, 감정을 이해하는 데 7년, 정신을 이해하는 데 7년이 걸린다고 말한다. 사실 인체가 소우주라고 한다면 평생을 공부하고 관찰하더라도 자신과 상대를 완전히 이해하기 힘들 것이다.

그런데 우리는 자기 자신이나 상대방의 몸조차, 아니 성감대조차 모르고 섹스에 임하는 경우가 허다하다. 그러니 대부분의 성생활이 즐겁기는 커녕 위태로울 수밖에 없다.

앞 절에서 우리는 음양 화합을 위한 애무와 삽입의 법칙을 배운 적이 있다. 하지만 애무와 삽입의 몸 연주기법을 능숙하게 발휘하려면 상대의 몸과 성감대, 생리적 성반응과 동작들을 관찰하여 잘 파악해야 한다. 악기에 대해 파악하지 않고 그 악기를 세련되게 연주할 수는 없지 않은가? 특히 상대방의 흥분 정도에 따라 그때그때 대응하고 감응하는 기술을 터득해야 한다. 음정양동(陰靜陽動)의 음양원리에 따라 특히 남자는 여자의 성욕을 이끌어내고 강하게 흥분시키고 절정으로 몰아갈 수 있어야 한다.

수천 년 전에 씌어진 『소녀경』은 이미 현대 성의학의 연구에 뒤떨어지지 않게 여성의 흥분반응에 따른 생리적 변화와 동작을 자세히 관찰하여 오징(五徵), 오욕(五欲), 십동(十動) 등으로 표현하고 있다. 중국 마왕퇴의 한묘에서 발견된 성의학서인 『천하지도담』과 『합음양』에도 비슷한 내용들이 포함되어 있다.

"여성에게는 오징(五徵)과 오욕(五欲)이 있으며 또 십동(十動)이 있습니다. 그 성적 흥분의 변화과정을 잘 관찰하면 그것을 알 수 있습니다. 무릇 오징(五徵)의 표현은 다음과 같습니다.
첫째, 여성의 얼굴이 붉어지면 천천히 끌어안아야 합니다.
둘째, 유방이 단단해지고 코끝에 땀방울이 맺히면 서서히 삽입합니다.
셋째, 목이 말라 침을 삼키면 천천히 옥경을 움직여줍니다.
넷째, 음부가 축축해져서 매끄러워지면 천천히 깊이 삽입합니다.
다섯째, 엉덩이에 진액(津液)이 흘러내리면 서서히 물러납니다."

"오욕(五欲)을 통해 여성의 성욕의 외적 반응을 알 수가 있습니다.

첫째, 성적 욕망이 생기면 숨을 죽입니다.

둘째, 음욕이 생기면 코와 입이 벌어집니다.

셋째, 그 욕망이 격심해지면 몸을 떨면서 남성을 꼭 껴안게 됩니다.

넷째, 성욕이 가득 채워지면 땀을 흘려서 이불을 흠뻑 적십니다.

다섯째, 쾌감이 절정에 이르려고 하면 몸을 쭉 뻗고 눈을 감습니다."

먼저 여성 흥분의 단계적 반응을 오징(五徵)으로 언급하고 각 단계에 화답해야 할 남성의 동작도 제시하고 있다. 그리고 오욕(五欲)은 여성의 성적 욕구에 따른 신체변화를 기술한 것으로, 오징과 함께 여성의 흥분 반응을 파악하는 근거로 삼으면 도움이 될 것이다.

오징에서 교훈을 얻을 점은 충분한 애무를 통해 유방이 단단해지고 코끝에 땀방울이 맺힐 때 서서히 삽입을 시작하라는 것이다. 이 정도로 여성이 준비되고 열리려면 적어도 20분 이상의 정성스런 애무가 필요하다.

그리고 옥경을 천천히 움직이다가 음부가 축축해져서 매끄러워지면 천천히 깊이 삽입해야 한다. 여성의 질이 충분히 윤활되지 않는 상태에서 성급하게 깊이 삽입하면 여성이 통증을 호소하기가 쉽다. 엉덩이에 진액(津液)이 흘러내리면 절정에 이르렀다는 징조이므로 서서히 물러나야 한다. 오욕의 4,5단계, 즉 땀으로 이불을 흠뻑 적시고 몸을 쭉 뻗는 것도 절정에 이르는 징조이다.

여성의 흥분 반응을 파악하는 오징과 오욕은 현대의학에서 관찰한 성반응을 모두 포함하고 있다. 마스터즈&존슨의 연구를 포함하여 현대의학이 밝힌 남녀의 성반응을 요약하면 다음과 같다.

먼저, 얼굴의 홍조와 유두의 발기는 혈관충혈 반응이다. 이런 혈관충혈에 의한 성적 홍조는 복부와 가슴에서 시작해서 목과 얼굴, 드물게는 전신 피부 어느 곳에서도 나타날 수 있다. 특히 성기관의 충혈 반응은 가장 뚜렷하다. 소음순은 부풀어 오르며, 색깔이 붉게 변한다. 클리토리스 또한 팽창하지만 치골을 향하여 당겨져 음핵포피 안으로 후퇴한다. 질강은 자줏빛에서 암적색으로 변하고 질의 길이는 2,3센티 연장된다.

흥분이 더욱 고조되면 자궁과 자궁경부는 팽창하며 위로 향하여 들어 올려진다. 질 입구 쪽의 질강 1/3 부위는 국소적 충혈로 좁아지면서 페니스를 죄어준다.

남성 역시 성적으로 흥분하면 페니스가 충혈이 되면서 귀두가 커지고 붉어진다. 고환도 충혈되어 커지고 몸쪽으로 들어 올려진다.

피부조직의 팽창은 외분비선을 자극하여 발한반응을 일으킨다. 대개는 손바닥이지만 얼굴에서 땀이 나기도 한다. 쾌감의 절정에 이르면 전신에서 땀이 흥건하게 배어나와 이불을 흠뻑 적시기도 한다.

질액은 흥분 후 10~30초면 윤활하기 시작한다. 남성의 경우도 사정에 임박하면 쿠퍼선에서 투명한 액체가 요도를 윤활하여 정자를 보호한다.

전신의 근육긴장, 특히 성근육이나 질근육의 긴장은 성적 흥분이 시작된 후 절정을 느끼기 바로 직전까지 지속된다. 불수의적, 규칙적인 수축과 팽창 반응이 일어나다가 고조기나 오르가즘기에 강한 율동적 수축이 짧게 일어난 후, 오르가즘 쇠퇴기에도 한동안 가벼운 수축이 계속된다. 특히 오르가즘기에는 여성은 질강과 자궁, 항문과 요도괄약근, 남성은 골반근육과 함께 고환, 전립선, 정낭이 0.8초 간격으로 강하게 수축을 반복한다.

성적 흥분이 고조됨에 따라 자율신경이 지배하는 내장에서도 반응이 일어난다. 먼저 심박수가 증가하고 호흡이 가빠진다. 목구멍과 소화관도 긴장하며 입이 마르고 재채기가 나오기도 한다. 눈동자가 커지고 코가 크게 벌름거린다.

성반응은 감각과 의식의 변화도 일으킨다. 눈동자가 혼미해지고, 몽환의식이나 환각상태로 빠지기도 한다. 감각은 활성화되는 반면, 인지능력은 떨어지고 시간관념은 약해지거나 정지되기도 한다.

절정, 즉 오르가즘은 성적 흥분에 따라 극도로 긴장된 근육과 신경들이 강한 율동적 수축을 통해 한순간 해방되어 깊은 이완과 휴식으로 가는 상태이다. 여성의 경우 음핵과 질구는 5~10초 내로 되돌아오지만, 질 확장이 평상으로 돌아오는 데는 10~15분, 자궁경관도 20~30분 개방된 상태로 유지된다고 한다. 확실히 여성은 물의 속성으로 천천히 달아오르고 천천히 식는 셈이다.

성적 흥분이 고조되고 절정에 이를 때 유쾌한 신음소리가 자연스럽게 터져나온다. 밖으로 오르가즘에너지를 발산하는 빅뱅오르가즘 혹은 사정오르가즘 같은 말초신경 지대의 격한 반응이 유발될 때는 신음소리 역시 울부짖듯이 격하게 터져나온다. 억압된 에너지나 감정이 일시에 분출되는 일종의 카타르시스 반응이라고 할 수 있다.

하지만 오르가즘에너지가 내적으로 깊어져 세포 깊숙이 혹은 내부 장기까지 진동시키면 신음소리 역시 다채로워지는데 에너지오르가즘이 깊어질수록 대체로 가늘고 미세한 소리로 신비로워진다. 이런 신음소리를 성고전인 『십문(十問)』에서는 오성(五聲)이라 하고 『천하지도담(天下至道談)』과 『합음양(合陰陽)』에서는 오음(五音)이라고 했다. 이른바 오장에서 나오는 다섯 가지 깊은 소리라고 이해할 수 있겠다. 먼저 이에 대한 『십문(十問)』의 구절을 인용해본다.

"성교할 때는 조금씩 천천히 몸을 움직여야 하는데, 그러면 여자는 성적 쾌감으로 5가지 신음소리(五聲)를 내게 됩니다. 바로 이때 그 정기를 받아들이면 몸이 허한 사람은 몸을 보익하고, 몸이 충실한 사람은 오랫동안 건강을 유지하며 늙은 사람은 장수할 수 있습니다."
-『십문(十問)』

『천하지도담』과 『합음양』에서는 다섯 가지 신음소리(五聲)를 오음(五音)이라고 하며, 이를 잘 파악하면 여성의 성반응에 맞추어 어떤 행위를 해야 하는지를 알 수 있다고 했다.

"여자가 내쉬는 **다섯가지 신음소리**를 자세히 들으면 어떤 동작을 하는 것이 좋은가 나쁜가를 알 수 있습니다."
-『천하지도담(天下至道談)』

그렇다면 오음(五音)은 무엇일까? 『천하지도담(天下至道談)』과 『합음양

(合陰陽)』의 내용이 비슷한데 『합음양』의 내용이 더욱 자세하여 소개한다.

"여성이 가쁜 숨소리를 내는 것은 성교를 간절히 원하기 때문이다. 거친 숨을 내쉬는 것은 이미 성적 흥분이 고조되었음을 나타낸다. 신음소리를 끙끙 대면 성교의 쾌감 때문이다. 아아 감탄소리를 내는 것은 쾌감의 극치에 이른 것이다. 여성이 적극적으로 남자와 입을 맞추며 온몸을 들먹이는 것은 성교를 오래 지속하고 싶기 때문이다."
- 『합음양(合陰陽)』

여성의 신음소리로 여성의 흥분 정도를 파악하고 거기에 적절한 대응을 강구한 것은 대단한 통찰이 아닐 수 없다. 더욱 놀라운 사실은 성자극에 따른 질분비물의 상태와 냄새까지 관찰하고 기술했다는 사실이다. 이 내용은 『천하지도담(天下至道談)』과 『합음양(合陰陽)』에 〈십이(十巳)〉의 징후로 비슷하게 표현되어 있다.

"일이(一巳)에 시원하고 상쾌한 느낌이 생긴다.
이이(二巳)에 뼈를 굽는 듯한 냄새가 난다.
삼이(三巳)에 지린 냄새가 난다.
사이(四巳)에 음부에 기름 같은 분비물이 분비된다.
오이(五巳)에 쌀 같은 맑은 향기가 난다.
육이(六巳)에 좁쌀죽 같은 분비물로 충분히 젖는다.
칠이(七巳)에 성교를 오래 지속할 수 있다.

팔이(八근)에 지방질처럼 진한 분비물이 생긴다.

구이(九근)에 아교처럼 끈끈한 분비물이 생긴다.

십이(十근)에 성적 흥분의 극치에 이르러 정기가 다 소모된다.

정기가 다 소모된 뒤에 또 윤활해지고 인체를 보익하는 시원한 기가 생긴다. 이것은 교합이 잘 되었음을 보여준다. 교합이 잘된 징조는 여성이 코 끝에 땀이 나고, 입술이 하얘지며, 손발을 떨고, 엉덩이를 들썩이는 것이다. 이때 남성은 즉시 물러나야 한다. 음경이 위축되는데도 교합을 중지하지 않으면 해롭다. 이때마다 기혈이 음부에 모여 증폭되고 정기가 내장으로 들어가 정력이 살아나고 정신이 밝아진다."

- 『합음양(合陰陽)』

이렇게 교합을 진행함에 따라 여성 질 분비물의 냄새와 점도가 어떻게 변해가는지를 기술하고 있다. 질 분비물에는 성호르몬과 각종 화학물질이 포함되어 있어 냄새가 날 수밖에 없다. 물론 섭취한 음식물과 체질에 따라 냄새가 천차만별일 것이다. 또한 냉이나 노폐물이 많이 고여 흘러나올 때는 냄새가 고약하기도 할 것이다.

분비물의 점도가 점차 진하고 끈끈해지는 것은 마찰열에 의한 것일 가능성이 크다. 혹은 오래 교합할수록 질 분비물에 어떤 화학적 변화가 일어날 가능성도 생각해볼 수 있다. 이에 대해서는 과학적 연구가 더 이뤄지길 바란다.

마지막으로, 성적 흥분의 극치에 이르러 정기가 다 소모된 뒤에 또 윤활해지고 인체를 보익하는 시원한 기가 생긴다는 구절에 주목해보자. 이것은 교합이 잘 되었음을 보여주는 징조라고 했다. 필자의 경험을 비추어 봐도 교합이 잘 되면 질 분비물이 끈끈해지거나 마르다가도 다시 새롭게 맑아지고 풍부해지곤 한다. 인체를 보익하는 시원한 기가 끊임없이 돌고 충전되기 때문이다.

충분히 만족하고 적당한 때에 교합을 멈추면 정기를 잃지 않고 내장으로 충전하기 때문에 매번 정력이 살아나고 정신이 밝아진다. 정기를 발산하는 빅뱅오르가즘이 아니라 정기를 온몸으로 충전하는 에너지오르가즘을 만끽하기 때문이다.

오징(五徵), 오욕(五欲), 오음(五音), 십이(十已) 같은 동양 성고전의 관찰은 현대의 성의학에 비춰봐도 매우 실제적이고 탁월하다. 여기서 배운 원칙을 바탕으로 상대의 몸을 관찰하고 파악하여 상대와 자신을 충족시키는 성생활이 되길 바란다.

여성의 욕구를 나타내는 10가지 동작, 십동(十動)

素女曰:"十動之效: 一曰兩手抱人者, 欲體相薄陰相當也; 二
소 녀 왈   십 동 지 효   일 왈 양 수 포 인 자   욕 체 상 박 음 상 당 야   이

曰伸其兩肶者, 切磨其上方也; 三曰張腹者, 欲其泄也; 四曰
왈 신 기 양 비 자   절 마 기 상 방 야   삼 왈 장 복 자   욕 기 설 야   사 왈

尻動者, 快善也; 五曰擧兩脚拘人者, 欲其深也; 六曰交其兩股
고 동 자   쾌 선 야   오 왈 거 양 각 구 인 자   욕 기 심 야   육 왈 교 기 양 고

者, 內癢淫淫也; 七曰側搖者, 欲深切左右也; 八曰擧身迫人者,
자   내 양 음 음 야   칠 왈 측 요 자   욕 심 절 좌 우 야   팔 왈 거 신 박 인 자

淫樂甚也; 九曰身布縱者, 肢體快也; 十曰陰液滑者, 精已泄也。
음 락 심 야   구 왈 신 포 종 자   지 체 쾌 야   십 왈 음 액 활 자   정 이 설 야

見其效以知女之快也。"
견 기 효 이 지 여 지 쾌 야

소녀가 말했다.

"여성이 무엇을 원하는가를 나타내는 동작이나 자태에는 열 가지 단계(十動)가 있사옵니다.

첫째, 두 손으로 상대방을 껴안는 것은 몸을 꼭 붙여서 서로의 음부를 밀착시키고 싶기 때문입니다.

둘째, 두 허벅지를 쭉 펴는 것은 그 위쪽 음부를 간절히 마찰하고 싶기 때문입니다.

셋째, 배를 팽팽하게 긴장시키는 것은 사정하고 싶기 때문입니다.

넷째, 엉덩이를 들썩거리는 것은 쾌감이 고조되었기 때문입니다.

다섯째, 두 다리를 들어 상대방을 휘감는 것은 깊이 삽입해주기를 바라기 때문입니다.

여섯째, 두 허벅지를 꼬는 것은 그 속이 몹시 근질거리고 물이 넘치기 때문입니다.

일곱째, 허리를 옆으로 흔드는 것은 심부의 양쪽 벽을 좌우로 부딪혀주기를 바라기 때문입니다.

여덟째, 몸을 일으켜 상대방에게 매달리는 것은 남성을 다그쳐 극도의 쾌감으로 치달으려고 하기 때문입니다.

아홉째, 몸을 쭉 뻗는 것은 사지나 온몸에 쾌감이 다다랐기 때문입니다.

열째, 음액이 흘러나와 매끄러워지는 것은 여성이 이미 사정했기 때문입니다.

이상의 동작과 자태를 관찰하면 여성 쾌감의 정도를 알 수 있습니다."

우리는 앞 절에서 여성의 흥분상태에 따라 일어나는 생리변화를 위주로 오징(五徵), 오욕(五欲), 오음(五音), 십이(十已) 등을 살펴보았다. 소녀경의 관찰은 흥분상태에 따른 생리변화와 함께 신체의 동작과 자태까지 세세하게 파악하고 있다. 이른바 〈십동(十動)〉인데『천하지도담』에서는 〈팔동(八動)〉과 〈팔관(八觀)〉,『합음양』에서는 〈팔동(八動)〉으로 표현하고 있다.

여성 흥분의 생리반응과 마찬가지로 동작의 의미를 잘 파악하면 여성의 욕구에 그때그때 적절하게 화답할 수 있다.

"첫째, 두 손으로 상대방을 껴안는 것은 몸을 꼭 붙여서 서로의 음부를 밀착시키고 싶기 때문입니다.

둘째, 두 허벅지를 쭉 펴는 것은 그 위쪽 음부를 간절히 마찰하고 싶기 때문입니다.

셋째, 배를 팽팽하게 긴장시키는 것은 사정하고 싶기 때문입니다.

넷째, 엉덩이를 들썩거리는 것은 쾌감이 고조되었기 때문입니다.

다섯째, 두 다리를 들어 상대방을 휘감는 것은 깊이 삽입해주기를 바라기 때문입니다.

여섯째, 두 허벅지를 꼬는 것은 그 속이 몹시 근질거리고 물이 넘치기 때문입니다.

일곱째, 허리를 옆으로 흔드는 것은 심부의 양쪽 벽을 좌우로 부딪혀주기를 바라기 때문입니다.

여덟째, 몸을 일으켜 상대방에게 매달리는 것은 남성을 다그쳐 극도의 쾌감으로 치달으려고 하기 때문입니다.

아홉째, 몸을 쭉 뻗는 것은 사지나 온몸에 쾌감이 다다랐기 때문입니다.

열째, 음액이 흘러나와 매끄러워지는 것은 여성이 이미 사정했기 때문입니다.

이상의 동작과 자태를 관찰하면 여성 쾌감의 정도를 알 수 있습니다.”

이 〈십동(十動)〉은 여성의 동작과 자태를 관찰하여 여성 쾌감의 상태를 파악하는 내용이다. 물론 모든 여성들이, 심지어는 한 여성이라도 매번 동일한 반응을 보이지는 않지만, 여성 흥분 정도를 관찰하는 지침으로 참고하면 큰 도움이 될 것이다.

『소녀경』의 〈십동(十動)〉은 『합음양(合陰陽)』에서는 팔동(八動)으로 표현되었는데, 그 내용은 다음과 같다.

“팔동(八動)은 다음을 말한다. 첫째 두 손을 마주잡고, 둘째 팔을 펴고, 셋째 다리를 뻗고, 넷째 발을 들어 옆으로 당기고, 다섯째 발을 들어 위로 당기고, 여섯째 두 넓적다리를 꼬고, 일곱째 몸을 뻗고 요동하며, 여덟째 온몸을 떠는 것이다.

두 손을 마주잡는 것은 배를 맞대고자 하는 것이고, 팔을 펴는 것은 음호 위쪽을 마찰하고자 하는 것이며, 다리를 뻗는 것은 교합의 깊이가 부족하기 때문이다. 발을 들어 옆으로 당기는 것은 음호의 측면을 마찰하고자 하는 것이며, 발을 들어 위로 당기는 것은 음호의 아래쪽을 마찰하고자 하는 것이며, 두 넓적다리를 꼬는 것은 너무 깊게 삽입하기 때문이다. 몸을 뻗고 요동하는 것은 얕게 찔러달라는 것이며, 온몸을 떠는 것은 교합을 오랫동안 지속하고 싶은 것이다."

− 『합음양(合陰陽)』

이런 팔동의 여성 반응을 살펴 남성은 그때그때 즉시 성교 동작의 깊이나 방향, 빠르기 등을 조절할 수 있어야 한다. 이런 남성의 성교 동작은 『합음양(合陰陽)』에서는 〈십수(十修)〉, 『천하지도담(天下至道談)』에서는 〈팔도(八道)〉로 일러주고 있다.

"교합 동작에는 십수가 있다. 첫째 음호의 위쪽, 둘째 음호의 아래쪽, 셋째 음호의 왼쪽, 넷째 음호의 오른쪽을 찌르는 것이다. 다섯째는 삽입을 빠르게 하고, 여섯째는 삽입을 느리게 하고, 일곱째는 동작을 드물게 하고, 여덟째는 동작을 세밀하고도 빈번하게 하는 것이다. 아홉째는 얕게, 열째는 깊게 찌르는 것이다."

− 『합음양(合陰陽)』

"교합 동작에는 팔도가 있다. 첫째 높게 찌르고, 둘째 낮게 찌른다. 셋째 음도 왼쪽을 찌르고, 넷째 음도 오른쪽을 찌른다. 다섯째 깊이 찌르고, 여섯째 얕게 찌른다. 일곱째 빠르게 삽입히고, 여덟째 느리게 삽입한다."

− 『천하지도담(天下至道談)』

교합은 음정양동(陰靜陽動)이므로 주로 남성이 여성의 요구에 적극적으로 응해주어야 한다. 하지만 교합은 남녀가 함께 어우러져 만들어내는 합주이기도 하다. 여성 역시 남성의 요구와 동작에 따라 적절하게 화답해주는 것이 마땅하다. 남성은 여성의 요구에 따라 교합의 방향, 깊이, 속도 등을 섬세하게 구사해야 하며, 여성 역시 능동적으로 대응해주어야 한다.

　섬세한 교합 동작은 골반의 유연한 움직임이 필수이며, 특히 남성은 굳건한 발기력을 바탕으로 자유자재의 조절력이 따라주어야 가능하다. 또 사람마다 상황마다 흥분의 동작과 자태는 천차만별이므로 상대와 자기 자신에 대한 세심한 관찰이 필요하다. 악기(몸)에 대해 잘 알아야 그 악기를 아름답게 연주할 수 있다는 사실을 남녀 성교에서도 반드시 명심해야 한다.

제14강

·

남성 발기의 4단계인 사지(四至)와
여성 흥분단계인 구기(九氣)

《玄女經》云:
  현녀경 운

黃帝曰:"意貪交接而莖不起, 可以強用不？"
  황제왈 의탐교접이경불기 가이강용불

玄女曰:"不可矣。夫欲交接之道, 男經四至, 乃可致女九氣。"
  현녀왈 불가의 부욕교접지도 남경사지 내가치녀구기

黃帝曰:"何謂四至？"
  황제왈 하위사지

玄女曰:"玉莖不怒, 和氣不至；怒而不大, 肌氣不至；大而不堅,
  현녀왈 옥경불노 화기부지 노이불대 기기부지 대이불견

骨氣不至；堅而不熱, 神氣不至。故怒者, 精之明；大者, 精之
  골기부지 견이불열 신기부지 고노자 정지명 대자 정지

關；堅者, 精之戶；熱者, 精之門。四氣至而節之以道, 開機不
  관 견자 정지호 열자 정지문 사기지이절지지도 개기불

妄, 開精不泄矣。"
  망 개정불설의

《玄女經》云:
  현녀경 운

黃帝曰:"善哉！女之九氣, 何以知之？"
  황제왈 선재 여지구기 하이지지

玄女曰：“伺其九氣以知之。女人大息而咽唾者，肺氣來至；鳴而
吮人者，心氣來至；抱而持人者，脾氣來至；陰門滑澤者，腎氣來
至；勤殷咋人者，骨氣來至；足拘人者，筋氣來至；撫弄玉莖者，
血氣來至；持弄男乳者，肉氣來至。久與交接，弄其實以感其意，
九氣皆至。有不至者則容傷，故不至，可行其數以治之。”

현녀경에 이르길, 황제가 물었다.
"마음은 교접을 간절하게 원하는데 옥경이 일어나지 않는다. 억지로 교접해
도 되는가?"

현녀가 대답했다.
"아니 되옵니다. 대개 교접의 도를 행하려면 남성이 사지(四至)의 도를 거
친 다음, 여성이 구기(九氣)에 이르도록 해야 합니다."

황제가 또 물었다.
"사지(四至)란 무엇을 말하는가?"

현녀가 대답했다.
"음경이 성을 내어 발기하지 않는 것은 화기(和氣)가 음경에 충분치 흘러들
지 않은 것입니다.
발기했더라도 커지지 않은 것은 기기(肌氣)가 피부에 흘러들지 않았기 때
문입니다.
커졌더라도 단단해지지 않은 것은 골기(骨氣)가 근골에 흘러들지 않았기
때문입니다.
단단해졌더라도 따뜻해지지 않은 것은 신기(神氣)가 오지 않은 것입니다.

그러므로 음경이 발기하는 것은 정기가 밝아진 것이고, 음경이 커진 것은 정기가 온 관(關)이고, 음경이 단단해진 것은 정기가 온 호(戶)이고, 음경이 따뜻해진 것은 정기가 온 문(門)입니다.

화기(和氣), 기기(肌氣), 골기(骨氣), 신기(神氣)의 4기에 이르는 것은 절제의 도를 지키는 것으로, 함부로 교합하지 않고 교합하여도 함부로 사정해서는 안 됩니다."

현녀경에 전하기를, 황제가 말했다.
"좋도다. 그렇다면 여성이 구기(九氣)에 이른 것을 어떻게 아는가?"

현녀가 대답했다.
"아홉 가지 기운을 살펴서 그것을 알 수 있습니다.
여성이 크게 숨을 내쉬고 침을 삼키는 것은 폐기(肺氣)가 충만된 징조입니다.
신음하며 상대방의 입을 빠는 것은 심기(心氣)가 충만된 징조입니다.
껴안고 떨어지지 않는 것은 비기(脾氣)가 충만된 징조입니다.
음문이 매끄러워진 것은 신기(腎氣)가 충만된 징조입니다.
함부로 상대방을 깨무는 것은 골기(骨氣)가 충만된 징조입니다.
다리로 상대방에게 얽혀드는 것은 근기(筋氣)가 충만된 징조입니다.
남성의 음경을 쓰다듬으며 희롱하는 것은 혈기(血氣)가 도는 징조입니다.
남성의 젖꼭지를 가지고 노는 것은 육기(肉氣)가 충만된 징조입니다.
이와 같이 오랫동안 함께 교섭을 하고 희롱하여 성욕을 감응시키면 구기가 모두 충만해집니다. 만일 충만되지 않는 기가 있다면 몸과 마음에 해를 끼치게 되오니, 그에 상응하는 방법을 써서 치료해야 됩니다."

우리는 앞 두 장에 걸쳐 여성의 흥분상태에 따라 일어나는 생리변화인 오징(五徵), 오욕(五欲), 오음(五音), 십이(十已) 등과 흥분상태에 따른 신체의 동작과 자태인 십동(十動)에 대해 공부했다. 이번 장에서는 여성의 아홉 가지 음기, 즉 구기(九氣)를 충분히 충족시켜 줄 수 있는 남성의 발기과정, 즉 남성의 성반응을 살펴보겠다.

제8강의 발기부전 극복비법에서 **소녀는 발기부전 극복의 한 방법으로 여성의 구기(九氣)를 느껴야 한다고 처방한 적이 있다.** 여성은 아홉 가지 음기가 충족되면서 오색(五色: 五徵·五欲)으로 성적 반응을 나타내는데, 이를 찬찬히 잘 살펴야 한다는 것이다. 여성의 음기가 충분히 동하지 않으면 남성의 양기 역시 이에 응하지 못해 발기가 순조로울 수가 없다.

그렇다면 남성의 발기는 어떻게 진행되는가? 소녀는 남성의 발기과정을 4단계, 즉 사지(四至)로 파악했다.

"음경이 성을 내어 발기하지 않는 것은 **화기(和氣)**가 음경에 충분치 흘러들지 않은 것입니다.
발기했더라도 커지지 않은 것은 **기기(肌氣)**가 피부에 흘러들지 않았기 때문입니다.
커졌더라도 단단해지지 않은 것은 **골기(骨氣)**가 근골에 흘러들지 않았기 때문입니다.
단단해졌더라도 따뜻해지지 않은 것은 **신기(神氣)**가 오지 않은 것입니다."

사지(四至)는 노장(怒張), 비대(肥大), 견경(堅硬), 발열(發熱)로 나타나는 음경 발기의 생리학적 변화를 화기(和氣), 기기(肌氣), 골기(骨氣), 신기(神氣)라는 인체의 기운과 관련시켜 파악한 것이다. 동양의학적인 발기 메커니즘에는 기(氣), 즉 에너지라는 개념이 밑바탕에 깔려있다. 동양의학과 수행은 마음이 가는 곳으로 기가 흐르고, 기가 가는 곳으로 피가 따라간다는 원리를 근거로 하고 있다.

현대의학은 발기현상을 단순히 음경 동맥과 해면체조직으로 향한 혈액의 충만으로 설명한다. 그런데 동양의학은 거기서 더 나아가 그 혈액을 움직이는 근본적 힘을 기(氣)라고 보는 것이다. 두뇌가 성적으로 흥분하거나 신체의 성감대를 마찰하면, 골반 속에 고요히 잠자고 있던 성에너지가 깨어나기 시작한다. 골반의 성에너지가 흥분하면서 음경으로 기가 흘러들고 피가 그 기를 따라 들어가 발기과정이 일어나는 것이다. 반면 남성이 사정을 통해 기를 발산하면 급속도로 혈액이 몸으로 후퇴하여 발기가 수그러들게 된다.

일단 발기는 두뇌(마음)가 흥분하면서 체내의 조화로운 기운이 음경에 흘러들면서 시작된다. 애초에 발기가 시작되지 않으면 간(肝)의 기능과 연관이 많다. 스트레스나 긴장, 마음의 불안 등은 간기(肝氣)를 산란시켜 발기를 방해한다. 그리고 발기는 했더라도 단단해지지 않는 것은 골기(骨氣)와 유관한 신기(腎氣)의 약화 때문이다.

다른 중국 성고전인 『천하지도담(天下至道談)』에는 삼지(三至)로 발기과정을 설명했다.

"음경이 발기되기는 했지만 크지는 못한 것은 기가 음부 피부에 흘러들지 않았기 때문이고, 크기는 하나 견고하지 못한 것은 기가 음부 근맥에 흘러들지 못했기 때문이며, 견고하기는 하지만 따뜻하지 못한 것은 기가 음부에 흘러들지 못했기 때문이오.

기가 음부 피부에 흘러들지 않았는데 교합하면 양위가 생기고, 기가 음부에 충분하지 않은데 교합하면 꺼리는 마음이 생기는 것이오. 음부 피부, 음부 근육, 음부 전체에 세 기가 다 이른 것을 삼지(三至)라 한다오."

-『천하지도담(天下至道談)』

『천하지도담(天下至道談)』에서도 기가 음부 피부, 음부 근육, 음부 전체에 꽉 차야 음경이 커지고 단단해지면서 따뜻해지는 데까지 이를 수 있음을 강조하고 있다. 그야말로 양기가 충만한 페니스라야 참다운 명도라고 말할 수 있다.

조선 중기의 유학자 성여학이 쓴 『어면순(禦眠楯)』은 남성의 양물6보를 언급하고 있다. 그 여섯 가지 명품 음경의 조건 중 첫째는 양물이 위로 솟아오름[昻]이다. 앙은 발기각도, 즉 강직도를 이르는 것으로 골기(骨氣)와 연관된다. 둘째는 따뜻함[溫]으로 신기(神氣)와 연관된다. 셋째는 귀두가 큰 것[頭大]으로 기기(肌氣)와 연관된 것으로 볼 수 있다. 넷째는 성기가 긴 것[莖長]으로 화기(和氣)와 연관된다. 다섯째는 씩씩하게 움직이기[健作]는 정력이나 성테크닉과 연관된 것이고, 마지막 여섯째는 더디게 끝내는 기술[遲畢]로 사정 조절력과 연관된 것이다.

원래 굵고 긴 페니스를 가지고 태어나는 사람도 있다. 하지만 **결정적인 조건은 페니스에 양기가 충만하게 들어차야 단단하고 뜨거운 명품 악기로 거듭날 수 있는 것이다. 거기에다가 페니스 악기를 능수능란하게 조절하고 연주하는 기술이 더해져야 참다운 명도라고 할 수 있겠다.**

중국의 수많은 고전 소설에서도 음경의 신축을 자유자재로 할 수 있는 것 외에 열기를 띠는 명도가 묘사되었다. 남북조시대(南北朝時代), 무성제(武成帝)의 황후 호씨(胡氏)가 서역의 승려인 운헌(云獻)과의 정사를 그린 소설이 있다. 승려 운헌이 기를 움직이는 술법으로 장소에 따라 신축자재의 일품을 단련시킨 것으로 묘사하고 있다. 그의 음경이 오므라들었을 때는 마치 남근을 제거한 환관과 같았지만, 성내어 늘어났을 때는 길이가 20푼(分)이나 됐다. 더욱이 굵고 늠름한데다가 단단하고 열기를 띠어 쥐기는커녕 댈 수도 없을 정도였다고 한다.

그렇다면 양기를 충만시켜 명도로 거듭나는 방법은 무엇일까? 이 장에서 **소녀는 성욕 절제와 에너지를 충전하는 비사정 섹스를 거듭해서 강조하고 있다.**

"화기(和氣), 기기(肌氣), 골기(骨氣), 신기(神氣)의 4기에 이르는 것은 절제의 도를 지키는 것으로, 함부로 교합하지 않고 교합하여도 함부로 사정해서는 안 됩니다."

제11강의 오상에서 인용한 바 있듯이, 중국 성고전의 하나인 『십문(十

間)』에서도 사람들이 교합에서 생식기를 너무 많이 쓰면서 휴식시키지 않고 단속하지도 않기 때문에, 생식기가 인체의 다른 기관과 동시에 생장했음에도 다른 기관보다 일찍 쇠퇴하게 되는 것이라고 예리하게 지적하고 있다. 그러면서 반드시 생식기를 사랑하고 보호하며 귀중히 여겨 올바로 쓰는 방법을 파악하고, 또 방사를 절제해야 한다고 했다. 그러면 정액이 저장되고 진기가 축적되어 나이가 백살이 되어도 오히려 전보다 강건해질 것이라고 강조했다.

두 번째는 『옥방비결』의 약입강출(弱入强出) 단련법을 다시 한번 강조한다. 페니스가 약할 때 들어가고 강할 때 물러나는 약입강출(弱入强出) 삽입법은 죽어서 들어가서 살아서 나오는 사왕생환(死往生還)의 법으로, 3개월간만 단련하면 마치 무쇠처럼 단단해지고, 불처럼 뜨거워져서 백전불패의 명도로 거듭난다.

세 번째는 역시 가장 귀중한 인체기관의 하나인 성기관을 보살피고 단련하는 것이다. 이미 앞 장에서 인용했듯이 중국 성고전 『십문(十問)』과 우리나라의 『동의보감』 등에서도 한결같이 장수와 정력 증진의 비결은 성기관 단련이라는 사실을 강조했다.

성기관 운동이나 단련은 손으로 하는 방법도 좋지만, 성기에 무게 추를 달아 단련하는 기역도가 가장 효과적이고 강력하다. 이런 성기 단련법은 아랍, 아프리카, 중국, 일본 등에서 전통적으로 페니스 확대를 위한 방법으로 행해져 내려왔다. 특히 중국에서는 소림사의 달마대사가 정신수양을 위한 육체 단련법으로 정립하여 세수공(洗髓功)으로 전수되어 왔다. 필자는 국내 최초로 이 세수공을 기역도(氣力道)로 현대적으로 정립하여 20여 년 지도해오고 있다.

일본 대정 말기에 성기에 무게 추를 달아 엄청나게 단련한 겐도꾸라는 아이누(愛依)인의 이야기가 있다. 1920년경 아이누인 노동자였던 그는 대단한 지속력의 소유자로서 새벽녘까지 상대를 시달리게 했기 때문에, 그가 윤락가에 나타나면 노련한 창녀들도 겁을 먹고 도망쳤다고 한다. 겐도꾸의 단련법은 성기에 쇳덩어리를 밤낮으로 달아 매어두는 것인데 소변 볼 때와 교접할 때 이외에는 뗀 적이 없고, 무게의 효과를 방해하지 않기 위해 내복까지 느슨하게 입었다고 한다. 쇳덩어리에 끈을 달고 그 끈을 음경의 뿌리에 감아두어 그 쇳덩어리가 마치 세 번째의 고환처럼 보였다고 한다.

여러 과정을 거쳐 단련한 페니스는 어떠한 역할을 할 때 백전불패의 명도라고 할 수 있는가? 한마디로 여성의 아홉 가지 음기, 즉 여성의 구기(九氣)를 충족시켜 주어야 참다운 명도라고 할 수 있다. 또한 여성의 구기가 충족되면 남성은 그 여성의 기운을 받아 더욱더 명품 악기로 거듭나게 된다. 그렇다면 여성이 구기(九氣)에 이른 것을 어떻게 아는가?

"아홉 가지 기운을 살펴서 그것을 알 수 있습니다.
여성이 크게 숨을 내쉬고 침을 삼키는 것은 폐기(肺氣)가 충만된 징조입니다.
신음하며 상대방의 입을 빠는 것은 심기(心氣)가 충만된 징조입니다.

껴안고 떨어지지 않는 것은 비기(脾氣)가 충만된 징조입니다.

음문이 매끄러워진 것은 신기(腎氣)가 충만된 징조입니다.

함부로 상대방을 깨무는 것은 골기(骨氣)가 충만된 징조입니다.

다리로 상대방에게 얽혀드는 것은 근기(筋氣)가 충만된 징조입니다.

남성의 음경을 쓰다듬으며 희롱하는 것은 혈기(血氣)가 도는 징조입니다.

남성의 젖꼭지를 가지고 노는 것은 육기(肉氣)가 충만된 징조입니다.

이와 같이 오랫동안 함께 교접을 하고 희롱하여 성욕을 감응시키면 구기가 모두 충만해집니다. 만일 충만되지 않는 기가 있다면 몸과 마음에 해를 끼치게 되오니, 그에 상응하는 방법을 써서 치료해야 됩니다."

구기(九氣)는 이 원문에서는 간기(肝氣)가 누락되었지만 오장의 기운과 골기(骨氣), 근기(筋氣), 혈기(血氣), 육기(肉氣) 등의 아홉 가지 기운을 말한다. 결국 전신의 근골과 혈액은 물론 오장이 흥분한 성에너지로 가득 차고 진동되어야 한다는 뜻이다.

한의학에서는 오장과 5가지 감각기관인 오관(五官)은 밀접하게 연관된 것으로 본다. 그러므로 여성의 구기가 충족될 때 그 각각의 반응이 외적으로 표현된다. 가령 폐는 코와 연관되므로 폐기가 충실하면 호흡과 연관된 반응이 일어난다. 심장은 혀와 연관되므로 심기가 충만하면 상대의 입을 빨게 된다. 신기가 충실해지면 음부에 점액이 충분히 분비된다. 골기가 충실할 때는 이빨로 깨물게 된다.

여성의 구기가 충족되었다는 것은 결국 외부로 발산하는 신경지대 오르가즘이 아니라 내적으로 깊이 충전되는 에너지오르가즘을 만끽했다는 의미이다. 에너지오르가즘은 남녀가 흥분한 성에너지를 충분히 교류할 때만 누릴 수 있는 깊은 쾌감이다. 결국 남성의 사지(四至)와 여성의 구기(九氣)가 함께 충족되는 교합만이 조화롭고 건강한 성생활이 될 수 있다. 충족되지 않는 기가 있으면 몸과 마음에 해를 끼치게 되니, 그에 상응하는 방법을 써서 조화로운 교합이 되도록 힘써야 한다.

제15강
·
동현자(洞玄子)의 환상적인
삽입테크닉,
구상(九狀)과 육세(六勢)

九狀
구 상

洞玄子云: 凡玉莖或左擊右擊, 若猛將之破陣, 其狀一也; 或緣
동 현 자 운 범 옥 경 혹 좌 격 우 격 약 맹 장 지 파 진 기 상 일 야 혹 연

上驀下, 若野馬之跳漳, 其狀二也; 或出或沒, 若擊波之群鷗,
상 맥 하 약 야 마 지 도 장 기 상 이 야 혹 출 혹 몰 약 격 파 지 군 구

其狀三也; 或深築淺挑, 若鴉臼之雀喙, 其狀四也; 或深中淺刺,
기 상 삼 야 혹 심 축 천 도 약 아 구 지 작 훼 기 상 사 야 혹 심 중 천 자

若大石之投海, 其狀五也; 或緩聳遲推, 若冰蛇之入窟, 其狀六
약 대 석 지 투 해 기 상 오 야 혹 완 용 지 추 약 빙 사 지 입 굴 기 상 육

也; 或疾撞急刺, 若驚鼠投穴, 其狀七也; 或擡頭拘足, 若蒼鷹之
야 혹 질 당 급 자 약 경 서 투 혈 기 상 칠 야 혹 대 두 구 족 약 창 응 지

引狡兔, 其狀八也; 或擡上頓下, 若大帆之遇狂風, 其狀九也。
인 교 도 기 상 팔 야 혹 내 상 돈 하 약 대 범 지 우 광 풍 기 상 구 야

구상

동현자는 다음과 같이 말했다.

무릇 옥경이 왼쪽을 찌르거나 오른쪽을 찌르면서 마치 맹장이 적진을 쳐부수듯이 한다. 이것이 첫 번째 형상이다.

위에서 긁어 내려가고 아래에서 찔러 올려서 마치 야생마가 개울을 뛰어넘듯이 한다. 이것이 두 번째 형상이다.

나왔다가 사라졌다 하는 것이 마치 갈매기 떼가 물결을 타듯이 한다. 이것이 세 번째 형상이다.

깊게 눌러대듯이 쪼고 얕게 건드렸다 하는 것이 마치 참새가 모이를 쪼아먹듯이 한다. 이것이 네 번째 형상이다.

힘 있게 깊이 찌르기도 하고 얕게 자극하기도 하는 것이 마치 큰 돌을 바다에 던지듯이 한다. 이것이 다섯 번째 형상이다.

옥경을 슬슬 들어올려서 느릿느릿 밀어넣는 것은 마치 동면에 들어가는 뱀이 동굴로 기어 들어가듯 한다. 이것이 여섯 번째 형상이다.

재빨리 나왔다가 들어가기를 마치 놀란 쥐가 구멍으로 도망치듯이 한다. 이것이 일곱 번째 형상이다.

머리를 세차게 들어올렸다 발을 움츠렸다 하는 것이 마치 독수리가 토끼를 낚아채듯이 한다. 이것이 여덟 번째 형상이다.

옥경을 위로 치켜 올렸다 철썩 아래로 내려뜨리는 것이 마치 큰 돛이 광풍을 맞아 펄럭이는 것과 같다. 이것이 아홉 번째 형상이다.

六勢
육세

洞玄子云：凡交接, 或下捺玉莖, 往來鋸其玉理, 其勢若割蚌取明珠,
동현자운 범교접 혹하날옥경 왕래거기옥리 기세약할방취명주

其勢一也; 或下擡玉理, 上沖金鉤, 其勢若剖石而尋美玉, 其勢
기세일야 혹하대옥리 상충금구 기세약부석이심미옥 기세

二也; 或以陽鋒沖築璇臺, 其勢若鐵杵之投藥臼, 其勢三也;
이야 혹이양봉충축선대 기세약철저지투약구 기세삼야

或以玉莖出入攻擊左右辟雍, 其勢若五錘之鍛鐵, 其勢四也;
혹이옥경출입공격좌우벽옹 기세약오추지단철 기세사야

或以陽鋒來往磨耕神田, 幽谷之間, 其勢若農夫之墾秋壤,
혹이양봉래왕마경신전 유곡지간 기세약농부지간추양

其勢五也; 或以玄圃, 天庭兩相磨搏, 其勢若兩崩巖之相欽,
기세오야 혹이현포 천정양상마박 기세약양붕암지상흠

其勢六也。
기세뉵야

154

육세

동현자는 다음과 같이 말했다.

무릇 교접할 때 옥경을 밑으로 누르고 옥리(玉理, 후음순)를 따라 톱질을 하듯이 문지르는 것은 마치 조개를 벌리고 진주를 따내는 동작과 흡사하다. 이것이 첫 번째 자세이다.

밑으로는 옥리(玉理, 후음순)를 자극하고, 위로는 금구(金溝, 전음순)를 찌르는 것은 마치 돌을 깨서 보석을 채취하는 동작과 흡사하다. 이것이 두 번째 자세이다.

옥경의 끝으로 선대(璿臺, 음핵 귀두)를 찌르는 것은 쇠공이로 약절구를 찧는 동작과 흡사하다. 이것이 세 번째 자세이다.

옥경이 드나들며 좌우의 벽옹(辟雍)을 공격하는 것은 마치 다섯 개의 쇠망치로 벌겋게 단 쇠를 두들기는 동작과 흡사하다. 이것이 네 번째 자세이다.

옥경의 끝을 왕래하면서 신전(神田, 음핵)과 유곡(幽谷, 질입구) 사이를 자극하는 것은 마치 농부가 추수 후에 밭을 가는 동작과 흡사하다. 이것이 다섯 번째 자세이다.

현포(玄圃, 여자의 성기)와 천정(天庭, 남자의 성기)이 서로 문지르고 부딪히는 것은 마치 무너진 두 바위가 서로 마찰하는 형상과 흡사하다. 이것이 여섯 번째 자세이다.

삽입과 흡입의 중요성

삽입은 남녀가 상대의 몸이라는 악기를 연주하는 하이라이트라고 할 수 있다. 삽입은 여성의 입장에서 표현하면 흡입인데 여성 또한 남성의 골반 동작에 맞추어 능동적으로 흡입 기법을 구사해야 한다. 여성이라고 하여 남성의 삽입을 수동적으로 응하는 식으로만 섹스를 하면 상대 남성과 자기 자신을 뜨겁게 불붙이기에는 역부족이다.

애무가 섹스 연주의 도입부라면 삽입과 흡입은 섹스 연주의 하이라이트이다. 섹스의 궁극적 목적은 남녀의 결합과 음양에너지의 교류를 위한 것이다. 삽입과 흡입이야말로 남녀가 깊이 하나로 결합되는 합일감을 선사하며 음양에너지의 심오한 교류를 가능하게 해준다.

삽입은 여성을 극적인 오르가즘으로 이끄는 데 필요한 절대적 요소이자, 남성 스스로 깊은 만족을 얻을 수 있는 수단이기도 하다. 여성 또한 흡입을 통해 남성에게 환상적인 자극을 선사하고 스스로 원하는 자극을 구사할 수 있다. 하지만 안타깝게도 대부분은 체위에만 관심을 보일 뿐 삽입과 흡입은 그저 여성의 질 속에 페니스를 넣기만 하면 되는 것이라 생각한다.

체위와 함께 잘 조합하여 삽입(흡입)을 구사할 때 환상적인 남녀의 합주가 이뤄질 수 있다. 그러므로 대부분의 성고전에서는 체위와 함께 삽입기법을 가르치고 있다. 체위로는 『소녀경』에서는 24법, 『동현자』에서는 30

법, 『천하지도담』에서는 10세(十勢), 『합음양』에서는 10절(十節) 등으로 표현했다. 동양의 성고전에서 체위는 많은 경우 동물의 동작을 모방하여 표현한 것으로 보아 자연에 대한 관찰과 연구를 바탕으로 고안되었다는 사실을 알 수 있다.

또한 삽입기법은 『동현자』에서는 구상(九狀)과 육세(六勢), 『천하지도담』에서는 팔도(八道) 혹은 팔동(八動), 『합음양』에서는 십수(十修)와 팔동(八動) 등으로 표현했다. 이 중에서 『동현자(洞玄子)』의 삽입기법이 가장 자세하게 묘사되었는데, 먼저 『합음양』의 십수(十修)와 팔동(八動)을 살펴보자.

"십수(十修)는 다음과 같다. 첫째는 음호의 위쪽, 둘째는 음호의 아래쪽, 셋째는 음호의 왼쪽, 넷째는 음호의 오른쪽을 찌른다. 다섯째는 빠르게, 여섯째는 느리게 삽입한다. 일곱째는 왕복운동의 빈도를 드물게 하고, 여덟째는 왕복운동의 빈도를 빈번하게 한다. 아홉째는 얕게, 열 번째는 깊게 찌른다.

팔동(八動)은 다음과 같다. 첫째는 두 손을 마주잡고, 둘째는 팔을 펴고, 셋째는 다리를 뻗고, 넷째는 발을 들어 옆으로 당기고, 다섯째는 발을 들어 위로 당기고, 여섯째는 넓적다리를 교차하고, 일곱째는 몸을 뻗고 요동하고, 여덟째는 온몸을 떠는 것이다.

두 손을 마주잡는 것은 배를 맞대고자 하는 것이다. 팔을 펴는 것은 윗도리를 마찰하고 음부를 자극하려는 것이다. 다리를 뻗는 것은 교합의 깊이가 부족하기 때문이다. 발을 들어 옆으로 당기는 것은 음호의 양쪽을 마찰해 달라는 것이다. 발을 들어 위로 당기는 것은 음호의 아래쪽을 마찰해 달라는 것이다. 넓적다리를 교차하는 것은 너무 깊이 찌르기 때문이다. 몸을 뻗고 요동하는 것은 얕게 찔러 달라는 것이다. 온몸을 떠는 것은 교합을 오랫동안 하고 싶어 하는 것이다."

– 『합음양(合陰陽)』

『합음양』의 십수(十修)는 『천하지도담』의 팔도(八道)와 비슷한 내용으로 교합 동작의 방향, 속도, 빈도, 깊고 얕은 정도를 가리킨다. 『합음양』의 팔동(八動)은 『천하지도담』의 팔동(八動)과 대체로 비슷한 내용으로 삽입이 진행됨에 따라 여성이 보이는 8가지 반응을 나타내며, 여성의 반응을 살펴 삽입의 방향과 빠르기, 깊이 등을 조절해야 한다는 것이다.

그렇다. **삽입의 깊이와 속도, 방향에 따라 남녀는 다채로운 삽입기법을 섬세하게 구사해야 한다.** 그리고 파트너의 흥분상태와 요구, 성기의 변화에 따라 적절한 삽입기법도 구사할 줄 알아야 한다. 실제로 삽입은 그리 만만한 섹스 테크닉이 아니다. 남녀 쌍방은 **자신의 움직임에 대한 상대의 반응에 응답하는 방식으로 움직여야 한다.** 특히 남성은 다양한 체위에서 파트너가 원하는 삽입을 자유자재로 구사하기 위해, 자신의 페니스를 스스로 컨트롤 할 수 있는 능력도 갖추어야 한다. 『동현자』에서는 삽입시 임기응변하는 묘미를 다음과 같이 표현했다.

"무릇 교합시 남근의 깊고 얕음, 느리고 빠름, 좌우 움직임 등은 고정불변의 방법이 있는 것이 아니라 그 방법이 다양하다.
예를 들면 느리게 할 때는 붕어가 물속에서 낚시를 가지고 놀 듯하고, 빨리 할 때는 새무리가 갑자기 질풍을 만나 날아가듯 서로 밀어 주고, 아래위에서 순응하고 좌우로 오가고 출입이 성기고 빽빽할 수도 있는데, 이것은 쌍방의 묵계에 의해서 이루어지며 상황을 보아 민첩하게 할 일이지 기러기발을 아교로 붙여놓고 비파를 타듯, 일시적 필요를 만족시키기 위해서 기계적으로 모방해서는 안 된다.",

-『동현자(同玄子)』

이제 『동현자』의 9가지 삽입 방법인 구상과 6가지 삽입 자세인 육세(六勢)를 자세하게 살펴보자. 이러한 삽입 테크닉을 연마하면 골반이 유연해질 뿐만 아니라 자신의 성기를 컨트롤하는 능력 또한 자연히 커지게 될 것이다. 그리고 환상적인 남녀 합주를 통해 상대방의 욕구를 충족시켜주면서 자신의 쾌감도 극대화하게 된다.

먼저 구상(九狀)을 살펴보자. 구상(九狀)은 골반과 성기를 다채롭게 움직이는 방식을 동물과 자연물에 비유하여 설명한 것이다. 이 삽입기법은 남성뿐만 아니라 여성의 흡입 기법으로도 적극적으로 활용할 수 있어야 한다.

첫째. 적진(敵陣)을 향해 돌진하는 맹장(猛將)

무릇 옥경이 왼쪽을 찌르거나 오른쪽을 찌르면서 마치 맹장이 적진을 쳐부수듯이 한다. 이것이 첫 번째 형상이다.

여러 가지 삽입 테크닉 중, 좌우 운동에 속한다. 동양의 성고전에서 표현한 우왕좌왕(右往左往), 좌삼삼(左三三) 우삼삼(右三三) 기법을 말한다.

둘째. 골짜기의 개울물을 뛰어 건너는 야생마

위에서 긁어 내려가고 아래에서 찔러 올려서 마치 야생마가 개울을 뛰어넘듯이 한다. 이것이 두 번째 형상이다.

이 동작은 상하 운동에 속한다. 전후 운동만 반복하는 삽입에서 벗어나 골반을 위에서 아래로 긁어 내리거나, 아래에서 위로 긁어 올리며 질의 아래벽과 위벽을 골고루 자극한다. 서로의 치골을 밀착하여 상하 운동을 반복하면 여성의 음핵과 소음순을 강하게 자극할 수도 있다.

셋째. 파도를 타는 갈매기

나왔다가 사라졌다 하는 것이 마치 갈매기떼가 물결을 타듯이 한다. 이것이 세 번째 형상이다.

페니스를 아래 방향으로 삽입한다. 그 후 골반을 위로 기울이면서 페니스를 뒤로 뺀다. 이 동작 역시 상하 운동의 일종으로 갈매기가 물결을 타듯이 아래쪽으로 찌른 후 위벽을 긁으며 물러나는 삽입법이다.

넷째. 먹이를 쪼아 먹고 있는 참새

깊게 눌러대듯이 쪼고 얕게 건드렸다 하는 것이 마치 참새가 모이를 쪼아 먹듯이 한다. 이것이 네 번째 형상이다.

참새가 먹이를 쪼듯이 깊고 얕은 삽입 동작을 반복한다. 페니스를 얕게 삽입할 때에는 여성의 클리토리스를 직접적으로 자극할 수 있다.

다섯째. 바다로 흔들려 내려가는 돌멩이

힘 있게 깊이 찌르기도 하고 얕게 자극하기도 하는 것이 마치 큰 돌을 바다에 던지듯이 한다. 이것이 다섯 번째 형상이다.

골반만 사용하여 페니스를 좌우로 움직인다. 납작한 돌멩이가 바다로 흘러가서 안착하는 것처럼, 처음에는 얕고 부드럽게 삽입한 뒤 계속적으로 피스톤 운동을 하면서 점점 깊이 들어간다.

여섯째. 겨울에 서서히 움직이는 뱀

옥경을 슬슬 들어올려서 느릿느릿 밀어넣는 것은 마치 동면에 들어가는 뱀이 동굴로 기어 들어가듯 한다. 이것이 여섯 번째 형상이다.

페니스를 천천히 그리고 깊이 삽입하고 난 뒤, 원을 그리면서 천천히 뒤로 뺀다. 마치 동면에 들어가는 뱀이 동굴로 기어 들어가듯 아주 천천히 진행해야 한다.

일곱째. 놀라서 구멍 속으로 도망치는 쥐

재빨리 나왔다가 들어가기를 마치 놀란 쥐가 구멍으로 도망치듯이 한다. 이것이 일곱 번째 형상이다.

놀라서 구멍 속으로 도망치는 쥐처럼 빨리 삽입하고 빨리 빼는 동작을 반복한다. 여기서 중요한 것은, 동작이 강하고 빨라야 한다는 점이다. 때때로 실시하는 강하고 빠른 삽입은 강렬하게 흥분에너지를 깨우는 색다른 자극이 된다. 적당한 시기에 삽입의 각도를 변화시키면서 색다른 자극을 시도하면 좀 더 능동적인 섹스가 될 것이다.

여덟째. 먹이를 잡아채는 매

머리를 세차게 들어올렸다 발을 움츠렸다 하는 것이 마치 독수리가 토끼를 낚아채듯이 한다. 이것이 여덟 번째 형상이다.

페니스를 여성의 질 안에서 불규칙하게 움직이는 삽입법이다. 미리 정해진 패턴은 없으며 매번 삽입할 때마다 이전 것과 다르게 해야 한다. 패턴이 없다는 점을 제외하고는 〈놀라서 구멍 속으로 도망치는 쥐〉 동작과 거의 유사하다.

아홉째. 강한 바람을 만난 범선

옥경을 위로 치켜 올렸다 철썩 아래로 내려뜨리는 것이 마치 큰 돛이 광풍을 맞아 펄럭이는 것과 같다. 이것이 아홉 번째 형상이다.

제한된 범위 내에서 페니스를 상하로 천천히 그러나 확고하게 움직이는 삽입법이다. 이 동작은 섹스 초기 단계에 사용하는 것이 좋으며, 여성을 애태우기에 가장 효과적인 동작이라 할 수 있다.

마치 강한 바람을 만난 범선처럼 여성의 질 조임에 대항하여 지그시 압박하는 삽입기법을 구사해도 좋다. **은근한 압박 삽입법은 남녀 모두에게 색다른 압박의 긴장감을 선사하며 접촉의 쾌감을 골반 전체로 퍼뜨려준다.** 남성은 페니스의 흥분에너지가 골반으로 퍼져 사정 욕구의 조절이 용

이해진다.

다음은 『동현자』의 육세(六勢)이다. 『동현자』에서 소개하는 6가지 삽입법은 페니스가 질에 삽입되는 각도의 깊고 얕음을 구분하여 페니스와 질이 강한 자극을 받는 부위를 설명하고 있다.

첫째. 옥경을 질 밑으로 누르는 삽입법

무릇 교접할 때 옥경을 밑으로 누르고 옥리(玉理, 후음순)를 따라 톱질을 하듯이 문지르는 것은 마치 조개를 벌리고 진주를 따내는 동작과 흡사하다. 이것이 첫 번째 자세이다.

이 삽입법은 남성의 페니스 아래쪽이 비교적 강한 자극을 받게 된다. 페니스 아래쪽의 요도해면체가 민감한 남성에게 큰 쾌감을 주는 삽입법이다. 그리고 동시에 여성의 질 밑면을 집중적으로 자극하게 된다.

둘째. 아래에서 위로 진입하는 상하피스톤 운동 삽입법

밑으로는 옥리(玉理, 후음순)를 자극하고, 위로는 금구(金溝, 전음순)를 찌르는 것은 마치 돌을 깨서 보석을 채취하는 동작과 흡사하다. 이것이 두 번째 자세이다.

두 번째 동작은 페니스가 이번에는 질 입구의 아래쪽 낮은 위치에서 위로 올려대듯이 진입하는 삽입법이다. 상하 피스톤 운동으로, 구상(九狀)의 둘째 삽입법인 골짜기의 개울물을 뛰어 건너는 야생마와 셋째 삽입법인 파도를 타는 갈매기와 비슷하다.

셋째. 평행 삽입법

옥경의 끝으로 선대(璿臺, 음핵 귀두)를 찌르는 것은 쇠공이로 약절구를 찧는 동작과 흡사하다. 이것이 세 번째 자세이다.

남성의 페니스가 가지고 있는 최고의 성감이 뭉친 장소인 귀두를 집중적으로 자극하게 되는 삽입법이 이 동작이다. 그런데 귀두 부분도 끝, 둘레, 앞, 뒤 등 부위별로 다양한 여러 가지의 성감대가 존재 하는데, 특히 그 중에서도 이 삽입법은 〈귀두 앞면〉에 큰 자극을 주게 된다.

덧붙여 여성의 질 깊숙한 삽입이 이루어지는 동작으로 이어질 수 있는데, 그러기 위해서는 페니스를 완전히 질 밖으로 나왔다가 들어가는 식의 움직임을 권하고 있다. 귀두를 G스팟으로 향하면 G스팟까지 강하게 자극할 수 있는 삽입법이라고 할 수 있다.

여자가 침대 위에 눕고 남자는 모서리에 선 자세를 하는 것이 평행 삽입법을 위해 좋은 자세이다.

넷째. 좌우로 움직이는 삽입법

옥경을 드나들며 좌우의 벽옹(辟雍)을 공격하는 것은 마치 다섯 개의 쇠망치로 벌겋게 단 쇠를 두들기는 동작과 흡사하다. 이것이 네 번째 자세이다.

네 번째 동작은 페니스를 좌우로 흔들면서 삽입하는 자세이다. 『동현자』는 이것을 "다섯 쇠망치로 쇠를 단련한다"라고 표현했다.

각도는 자유자재로 선택한 다음 좌우로 움직이면서 리듬을 타면 여성의 좌우 질벽을 번갈아 자극하면서 남성의 페니스는 옆면으로 강하게 자극을 받게 된다. 구상의 첫째 삽입법인 적진(敵陣)을 향해 돌진하는 맹장(猛將)과 유사하다.

다섯째. 얕은 삽입

옥경의 끝을 왕래하면서 신전(神田, 음핵)과 유곡(幽谷, 질입구) 사이를 자극하는 것은 마치 농부가 추수 후에 밭을 가는 동작과 흡사하다. 이것이 다섯 번째 자세이다.

다섯 번째 동작은 페니스가 질 입구를 아주 얕게 삽입하는 동작이다. 대부분의 여성들이 이 삽입법을 선호한다. 성격이 급한 남성의 경우는 여성의 질 입구에서 부드러운 애액과 귀두가 마찰하는 느낌을 즐기는 데 많은 시간을 투자하지 않는다.

가장 조임이 강한 질 입구에서 얕게 귀두만을 삽입하며 나왔다가 들어가는 동작을 반복하는 이 삽입법은, 남성에게는 강한 귀두 자극을 줄 뿐만 아니라 동시에 여성을 애태우며 여성의 질 감각을 깊게 열어준다. 질 입구 쪽에는 말초 신경들이 밀집해 있어 여성의 쾌감 반응이 격렬하며 흥분에 너지 또한 많이 방출된다.

여섯째. 절반의 삽입

현포(玄圃, 여자의 성기)와 천정(天庭, 남자의 성기)이 서로 문지르고 부딪히는 것은 마치 무너진 두 바위가 서로 마찰하는 형상과 흡사하다. 이것이 여섯 번째 자세이다.

여섯 번째 동작은 페니스를 절반만 삽입하는 동작이다. 『동현자』는 '양쪽의 무너진 바위가 서로 마찰하는 형상'이라고 표현했다.

어떤 여성이나 질 근육의 차이는 생각보다 크지 않다. 단지 애액의 분비 정도와 남성이 페니스를 어느 각도와 깊이에서 움직이느냐가 중요한데, 근육이 모여있는 질 입구는 고무줄처럼 그리 넓지 않은 부분을 차지하고 있기 때문에 일단 깊숙이 들어가면 페니스의 뿌리부분만이 자극을 받으므로 조여지는 느낌을 별로 받지 못하게 된다.

그래서 페니스를 절반만 삽입하는 이 동작은 발기했을 때 가장 팽팽히 부풀게 되는 페니스의 가운데 부분이 질 입구 근육에 닿도록 유도한다. 남성이 참을성을 가지고 절반 삽입을 계속 유지한다면 스스로 강한 쾌감을 느끼게 된다.

『동현자』의 구상(九狀)과 육세(六勢)는 삽입 깊이와 속도, 강도, 방향에 따른 다양한 삽입기법을 모두 포함하고 있다. 삽입 방향에 따른 기본적인 전후 운동과 좌우, 상하 운동인 사행 운동, 부정형 운동, 그리고 삽입 깊이에 따른 심천 운동, 삽입 속도에 따른 빠르고 느린 운동, 삽입 강도에 따른 부드럽고 강한 자극 등으로 구분된다. 여기에서 골반을 회전하며 삽입하는 회전 운동이 더해지며, 성기나 치골로 압박하는 압박 운동, 심천의 깊이나 리듬에 따라 다양한 깊이에서의 구천일심(九淺一深), 삼천일심(三淺一深) 등 매우 다채로운 삽입기법이 만들어진다. 또한 남녀 상호 피스톤 운동에 따라 다양한 영합 운동이 합주될 수 있다.

그뿐만이 아니다. 남성은 여성의 질 변화와 조임을 포착하여 페니스를 적절한 질 부위에 위치시킴으로써 페니스의 자극 부위를 스스로 결정할 수 있다. 여성 또한 골반 각도를 조정함으로써 자극받고 싶은 질 부위를 스스로 접촉할 수 있으며, 질 곳곳을 임의로 조임으로써 페니스의 각 부위를 섬세하게 조일 수도 있다. 이렇게 여성 역시 적극적으로 흡입 기법을 구사하여 밤에는 요부가 되기를 주저해서는 안 된다.

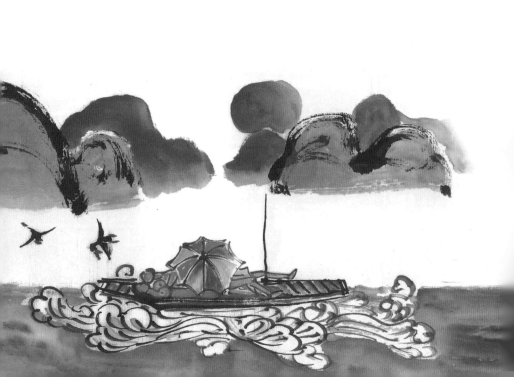

즐거움을 얻는 체위와 성치유

제16강

·

건강과 즐거움을 동시에 얻는 체위
– 9법(九法) –

《玄女經》云:
<small>현 녀 경 운</small>

黃帝曰:"所說九法, 未聞其法, 願爲陳之, 以開其意, 藏之石室,
<small>황 제 왈   소 설 구 법   미 문 기 법   원 위 진 지   이 개 기 의   장 지 석 실</small>

行其法式。"
<small>행 기 법 식</small>

玄女曰:"九法:"
<small>현 녀 왈   구 법</small>

현녀경에 전하기를, 황제가 물었다.

"구법이라는 것이 있다는데, 나는 아직 구법의 구체적인 내용을 듣지 못했소. 원컨대 그 비법들을 모두 자세하게 설명해주기 바라오. 그 뜻하는 바를 기록하여 엄중히 보관하고 그 방식대로 행하리다."

소녀가 대답했다.

"구법은 다음과 같습니다."

건강과 쾌락을 위한 체위의 활용

체위로는 『소녀경』에서는 24법, 『동현자』에서는 30법, 『천하지도담』에서는 10세(十勢), 『합음양』에서는 10절(十節) 등으로 표현했다고 언급한 바 있다. 동양의 성고전에서 체위는 많은 경우 동물의 동작을 모방하여 표현한 것으로 보아 자연에 대한 관찰과 연구를 바탕으로 고안되었다는 사실을 알 수 있다.

성교 체위(性交體位)는 성교나 여타 성행위 자세를 가리킨다. 섹스의 쾌감을 높여주기도 하지만, 도가 방중술의 체위에는 건강의 증진 혹은 질병의 치유라는 더욱 고차원적인 기능이 속속들이 깔려있다. 즉 **각 체위에 따른 흥분된 성에너지를 신체의 필요한 기관이나 장기로 보내 특정한 병의 치료를 목적으로 하고 있다**는 것이다.

병을 고칠 수 있는 특별한 체위가 있다? 아마 많은 사람들이 이 말을 지나가는 우스갯소리 쯤으로 가볍게 여길 것이다. 하지만 단언컨대, 섹스를 할 때 생기는 오르가즘에너지는, 인간이 가지고 있는 성에너지가 가장 증폭된 상태의 에너지로서 강력한 치유 에너지가 될 수 있다. 도인이자 동시에 의사이기도 했던 도가 스승들이 성적인 쾌락뿐만이 아니라 육체의 건강, 치료를 위한 체위를 연구한 것도 바로 이러한 이유 때문이었다.

『소녀경』에는 체위에 대한 가르침이 많은 분량에 걸쳐 소개되고 있다. 『소녀경』의 체위를 정리하자면 9법, 8익, 7손이라고 할 수 있는데, 그 대략적인 내용은 다음과 같다. 9법(九法)은 여성을 즐겁게 하면서도 그 정기를 흡수하여 남성의 질병을 치유하는 체위법이고, 8익(八益)은 남성의 정력을 강화하면서 여성의 질병을 고쳐주는 일종의 체조식 성교법이며, 7손

(七損)은 남성이 심신의 불균형 상태에서 성교를 가졌을 때 발생하는 7가지 증세와 그 치유를 위한 체위법이다.

물론 정신력과 근육만을 이용하여 오르가즘에너지를 몸의 필요한 곳으로 보낼 수 있는 경지에까지 도달하면, 결국 체위나 손동작은 별로 중요하지 않게 된다. 다시 말해서 도가 방중술을 오랫동안 수련하면 체위 변환의 필요성을 거의 느끼지 못하게 되는 시점이 온다는 것이다. 그 수준에서는 남녀의 미묘한 에너지 교환이 자동적으로 이루어져서, 한 가지 체위에서 다양한 자극을 시도할 수 있고 또 몸의 필요한 부위로 에너지를 인도할 수 있게 된다.

하지만 그 수준에 도달하기 전까지는 자신에게 맞는 새로운 체위와 동작을 스스로 창조하기도 하고, 특정한 질병을 치료하기 위한 『소녀경』의 체위들도 시도해볼 필요가 있다. **『소녀경』 24체위법의 공통점은 남성에게 절도 있는 성생활과 사정의 절제를 강조하고 있다는 점이다.**

특히 잘못된 성생활에서 생긴 질병을 고치기 위한 7손에서는, 남성은 절대 사정을 자주 해서는 안 된다고 명시하고 있다. 이 부분을 잘 유념하면서 다음의 체위법들을 하나하나 자세히 살펴보기로 하자.

1. 용번(龍飜)

동쪽의 청룡이 용트림을 하면서 날고 있는 형상

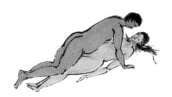

第一曰龍翻。令女正偃臥向上，男伏其上，股隱於床，女擧其陰，
제 일 왈 용 번　영 녀 정 언 와 향 상　남 복 기 상　고 은 어 상　여 거 기 음

以受玉莖。刺其谷實，又攻其上，疏緩動搖，八淺二深，死往生
이 수 옥 경　자 기 곡 실　우 공 기 상　소 완 동 요　팔 천 이 심　사 왕 생

返，勢壯且强，女則煩悗，其樂如倡，致自閉固，百病消亡。
반　세 장 차 강　여 즉 번 황　기 락 여 창　치 자 폐 고　백 병 소 망

첫 번째 체위는 청룡이 용트림을 하면서 날고 있는 형상을 말합니다.
여성은 바르게 위를 보고 눕고 남성은 그 위에 엎드려 여성의 두 다리 사이
에 자리 잡는 자세를 취합니다. 여성은 허리를 쳐들어서 남성의 몸을 받아
들입니다. 남성은 여성의 곡실(穀實, 음핵)을 찍어 누르고, 음도 윗부분을
찌르고 천천히 꽂았다 뺐다 하기를, 여덟 번은 얕게 두 번은 깊게 밀어 넣습
니다. 음경이 부드러울 때 밀어 넣고 단단해질 때 빼도록 합니다. 이렇게 해
야 남자는 원기가 돌고 여성은 희열로 몸부림치게 됩니다. 이와 같이 하면
남자는 스스로 정액을 가둘 수 있고 백병이 소멸됩니다.

가장 기본적인 체위를 첫 머리에 놓은 것을 보면, 역시 고대 도가 스승들의 지혜를 엿볼 수 있다. 이 용번 자세에서 여성은 자신의 질이 남성의 페니스와 더 가까이 접촉할 수 있도록 베개를 받혀 엉덩이를 들어 올릴 수도 있다. 특히 여성의 질이 아래쪽에 위치해있다면, 베개를 받힐 필요성은 더욱 커진다.

남성은 본격적으로 삽입하기 전에 페니스로 여성의 클리토리스를 강하게 자극한다. 질 입구를 지분거리며 충분히 애태운 후, 〈팔천이심〉이나 〈구천일심〉의 리듬으로 페니스를 천천히 움직인다.

구천일심 중 아홉 번의 얕은 삽입은 여성을 애태우고 질 속을 밀폐 상태로 만드는데, 바로 이것이 여성을 즐겁게 해주는 부분이다. 한두 번의 깊은 삽입을 할 때 밀폐된 질 속의 공기를 질 밖으로 빠져 나오게 함으로써, 또 다른 종류의 자극을 줄 수도 있다.

남성은 이 자세에서 강력하면서도 부드럽게 삽입을 해야 한다. 그래야만 한 번씩 깊이 삽입을 할 때마다 여성의 성적 욕망이 증가되게 된다.

그녀의 G스팟 부위를 더욱 강하게 문지르려면 삽입 후 페니스를 뺄 때 당신의 골반을 위로 쳐들어라. 물론 단편적인 반복 동작은 금물이다. 기본적인 상하운동을 시도한 후 오른쪽 질 벽을 마찰해 주면서 들어갔다가 왼쪽 질 벽을 긁어주면서 나오는 〈우입좌출(右入左出)〉을 시도하기도 하고, 용트림하듯이 몇 차례 엉덩이를 돌리면서 〈회전운동〉을 시도하는 등 다양한 동작과 리듬의 조합을 행하도록 하자.

그러는 동안 남성은 여성 파트너의 흥분이 더해지면서 오르가즘 상태에 도달하는 것을 감지할 수 있을 것이다. 물론 여성이 크게 흥분할 때 남성은 사정으로 치닫기 쉽다. 하지만 바로 이 순간이 중요하다. 사정을 하지 말고 사정하기 직전 페니스가 강할 때 물러나거나 자극을 멈추어야 한다는 것이다.

결과적으로 **이 용번 자세는 팔천이심(八淺二深), 상하운동(上下運動), 우왕좌왕(右往左往), 사왕생환(死往生還) 등 섹스 테크닉들을 비교적 자유자재로 구사하기에 용이한 체위이다.** 또한 남성이 힘이 센 용처럼 여자 위에 올라감으로써 우월감과 지배의 느낌을 갖게도 해 준다.

마지막으로 주의할 점 한 가지! 이 자세에서 남성은 여성의 위에 있을 때, 손과 발로 자신의 몸을 지탱하여 그녀에게 부과되는 체중을 조절해야 한다. 여성의 위에서 누르는 당신의 약한 체중은 그녀를 더욱 황홀한 상태로 만들 것이다. 사랑받고 있다는 느낌, 정복당한다는 느낌을 받을 수 있을 뿐만 아니라, 당신의 체중이 그녀의 가장 관능적인 부분인 가슴과 음부 두 곳에 동시에 실리기 때문이기도 하다.

2. 호보(虎步)

호랑이가 걷는 모양

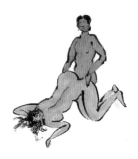

第二曰虎步。令女俯俛, 尻仰首伏, 男跪其後, 抱其腹, 乃內玉
제 이 왈 호 보　　영 녀 부 면　　고 앙 수 복　　남 궤 기 후　　포 기 복　　내 내 옥

莖, 刺其中極, 務令深密, 進退相薄, 行五八之數, 其度自得, 女
경　　자 기 중 극　　무 령 심 밀　　진 퇴 상 박　　행 오 팔 지 수　　기 도 자 득　　여

陰閉張, 精液外溢, 畢而休息, 百病不發, 男益盛。
음 폐 장　　정 액 외 일　　필 이 휴 식　　백 병 불 발　　남 익 성

두 번째 체위는 호랑이가 걷는 모양을 말합니다.

여성은 엎드린 후 엉덩이를 높이 쳐들고 목을 낮게 숙입니다. 남성은 여성 뒤에 무릎을 꿇고 두 손으로 여성의 배를 껴안습니다. 곧 음경을 밀어 넣고 중극(질)을 찔러 되도록 깊게 밀착시킵니다. 깊이 꽂았다 뺐다 서로 마찰하면서 40회 가량 행하다 보면 저절로 적당한 속도가 됩니다. 여성의 음문이 남성의 움직임에 따라 벌어졌다 오므라졌다 하며 음액이 흘러넘치면 잠시 중지하고 휴식을 취합니다. 이 자세를 할 경우 백병이 생기지 않고 특히 남성의 원기가 더욱 왕성해집니다.

이 체위에서 남성은 마치 먹잇감을 앞에 두고 덮칠 준비가 되어 있는 호랑이의 모습과 흡사하다. 여성들은 호보 체위에서 질과 페니스 사이가 강하게 밀착되는 느낌을 좋아하며, 또 남성은 이 자세가 제공하는 원초적인 느낌을 즐긴다.

우선 남성은 뒤에서 여성의 풍만한 엉덩이와 등과 허리의 부드러운 곡선을 바라보는 시각적인 즐거움을 가질 수 있다. 남자가 다른 어떤 자극보다 시각에 의해 가장 강렬하게 흥분한다는 것은 이미 잘 알고 있는 사실. 또한 이 자세는 남성이 손으로 여성의 가슴을 애무하고 클리토리스를 자극하는 등 하고 싶은 바를 마음껏 구사할 수 있다는 장점도 지니고 있다.

더불어 깊은 삽입을 위해 여성을 자유롭게 뒤로 끌어당길 수 있고, 두 손으로 여성의 엉덩이를 흔들 수 있으며, 남성의 음경을 좌우로 가볍게 흔들어 더욱 큰 즐거움까지 얻을 수 있음도 물론이다.

이 체위의 명칭처럼 남성은 맹수가 된 듯 행동해보자. 조용히 여성의 뒤로 접근하여 페니스를 삽입하고 난 뒤 그녀를 낚아채듯 꽉 움켜진다. 이 체위를 시도할 때 가장 유념해야 할 것은, 남성의 손을 놓는 위치와 여성의 엉덩이 높낮이에 따라 페니스 각도와 질 그리고 페니스 자극 부위가 각기 달라진다는 것이다.

예를 들어 여성의 엉덩이를 낮춤으로써 G스팟을 직접적으로 자극할 수도 있고, 손을 여성의 어깨에 두고 그녀를 자기 쪽으로 끌어당김으로써 질의 깊은 지점과 자궁경부 오르가즘까지도 일으킬 수 있다. 남성이 페니스를 위쪽으로 향해 깊숙이 삽입하면 여성의 미골 신경들을 자극하여 강렬한 쾌감을 선사할 수도 있다.

이와 같이 **이 체위의 최고 장점은 질의 깊은 곳과 심지어는 자궁경부도 쉽게 공략하여 여성에게 깊은 자궁 오르가즘을 선사할 수 있다**는 것이다. 하지만 질의 깊은 곳을 자극할 때는 최대한 부드럽게 마찰하거나 지그시 압박하듯이 삽입해야 한다. 질의 깊은 곳을 강하고 빠르게 삽입하면 여성은 아랫배까지 찌르는 듯한 통증을 호소하기 십상이다.

이처럼 호랑이 걸음 체위의 가장 큰 미덕은 남성의 자유롭고 민첩한 공격에 있다. 하지만 주체할 수 없을 정도의 마찰감과 시각적 흥분 자극으로 인해, 사정 조절이 용이하지 않을 수도 있으므로 초보자는 극히 주의해야 한다.

3. 원박(猿博)

원숭이가 나무에 매달린 모습

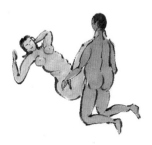

第三曰猿搏。令女偃臥, 男擔其股, 膝還過胸, 尻背俱擧, 乃內玉
<small>제 삼 왈 원 박　　　　영 녀 언 와　　남 담 기 고　　　슬 환 과 흉　　　고 배 구 거　　　내 내 옥</small>

莖, 刺其臭鼠, 女煩搖動, 精液如雨, 男深案之, 極壯且怒, 女快
<small>경　　자 기 취 서　　　여 번 요 동　　　정 액 여 우　　　남 심 안 지　　　극 장 차 노　　　여 쾌</small>

乃止, 百病自愈。
<small>내 지　　백 병 자 유</small>

세 번째 체위는 원숭이가 나무에 매달린 모양을 말합니다.

여성은 바로 눕고 남성은 여성의 두 발을 어깨에 걸쳐 여성의 무릎이 가슴을 넘게 한 뒤 여성의 엉덩이를 높입니다. 그런 다음 음경을 음도에 밀어 넣고 취서(臭鼠, 음핵)를 문지릅니다. 그러면 여성은 몸을 뒤틀고 요동을 하면서 음액이 비오듯 쏟아집니다. 남성이 더욱 깊이 넣으면 원기는 더 없이 상승하고 남근은 성을 내게 됩니다. 여성이 절정에 도달한 후 즉시 교접을 그치면 온갖 병이 저절로 낫습니다.

【 현대적 응용 】

원박 체위는 남성의 어깨에 여성의 두 다리를 얹는 것이 특징이다. 이 체위는 예로부터 중국 남성들이 매우 애호한 굴곡위(屈曲位)로서 옛 중국의 춘화들이 다투어 그리던 자세이다. 그 옛날 중국에서 허리가 가는 미인이나 작은 발을 가진 여성들이 인기를 끈 이유도, 이 원박 체위에서 남성들이 들어올리기가 쉬웠기 때문이라고 여겨진다.

원박 체위에서는 여성의 질이 완전히 노출되어 볼록하게 나오기 때문에, 남성은 자신의 페니스를 더욱 쉽고 깊이 삽입할 수 있으며 삽입했을 때 클리토리스도 동시에 자극된다. 여성이 침대 모서리에 눕고 남성이 그녀의 앞에 선 자세에서 실시할 수도 있다.

이 원박 체위의 가장 큰 장점은, 질이 아래쪽에 위치해있는 여성에게 큰 효과를 발휘한다는 것이다. 또 깊이 삽입하기가 매우 용이하기 때문에 페니스가 작거나 짧은 남성 혹은 마른 여자와 뚱뚱한 남자 사이의 섹스에서도 추천된다.

이 체위는 여성의 자궁경부가 질 입구와 가까워져서 여성에게 은근하고도 아주 깊은 자궁 오르가즘을 선사할 수 있다. 다만 격렬한 삽입 운동은 삼가고 반드시 천천히, 그리고 깊게 삽입해야만 이 오르가즘을 얻어낼 수 있다. 자궁경부를 과도하게 자극하면 통증이나 출혈이 유발되고 복부 깊숙이까지 통증을 전달할 수도 있기 때문에 항상 이 점을 주의하도록 하자.

남성은 깊이 삽입한 상태에서 상하로 혹은 원형으로 천천히 움직이며,

그녀의 자궁경부를 은근하게 자극해야 한다. 접촉하고 있는 그녀의 촉촉한 질 깊은 곳에서 나오는 열기를 느끼면서 받아들이면 건강상으로도 최고의 효과를 얻을 수 있다.

4. 선부(蟬附)
매미가 나뭇가지에 달라붙은 모양

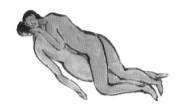

第四曰蟬附。令女伏臥, 直伸其軀, 男伏其後, 深內玉莖, 小擧其
제 사 왈 선 부   영 녀 복 와   직 신 기 구   남 복 기 후   심 내 옥 경   소 거 기

尻, 以扣其赤珠, 行六九之數, 女煩精流, 陰裏動急, 外爲開舒,
고   이 구 기 적 주   행 육 구 지 수   여 번 정 류   음 리 동 급   외 이 개 서

女快乃止, 七傷自除。
여 쾌 내 지   칠 상 자 제

네 번째 체위는 매미가 나뭇가지에 달라붙은 모양을 말합니다.

여성은 엎드려 몸을 쭉 펴고 남성은 그 위에 엎드려 음경을 깊이 들이밉니
다. 여성은 엉덩이를 약간 쳐들고 남성은 여성의 적주(赤珠, 자궁경부)를 두
드리는데 이 동작을 54회 행합니다. 그렇게 하면 여성은 몸을 비틀며 음액
이 흐르고, 음도 안이 몹시 떨며 음문을 열게 됩니다. 여성이 희열의 절정을
맛본 후 중단하면 칠상(七傷, 희·노·우·사·비·공·경의 일곱 가지 감정의 강한
동요에 의해 생기는 질병)의 근심은 저절로 없어집니다.

【 현대적 응용 】

이 선부 체위는 질이 다소 아래로 처져있고 골반 뼈가 높아서 서로 마주
보는 체위에서 질과 페니스가 가까이 밀착되기 어려운 커플에게 가장 적

합한 체위이다. 이때 여성은 다리를 뻗고 엉덩이를 살짝 든 채 엎드려 눕거나, 배 아래에 베개를 넣어 받치는 것이 좋다.

남성은 여성의 등으로 올라가 삽입하는 동안 음순이 자극되도록 여성의 넓적다리를 약간 들어 올리면서 깊이 삽입한다. 남성이 계속 깊이 삽입하여 여성의 자궁경부를 은근하게 자극할수록 여성은 더욱 깊은 쾌감에 빠져들고 질 분비물은 증가할 것이다. 남성은 자신의 흥분감에 빠져있지 말고 여성이 경험하는 흥분의 각 단계를 잘 주시하는 것이 좋다.

이 체위의 이름이 〈나무에 앉아 있는 매미〉가 아니라 〈나무에 붙어 있는 매미〉라는 것을 기억하자. 다시 말해서 남성의 체중이 여성의 등에 직접 놓이게 해서는 안 된다는 것이다. 남성은 여성의 위에 있되 두 팔꿈치나 다리로 바닥을 지탱해야 한다. 그렇지 않으면 여성은 압박을 받아 숨쉬기가 어렵게 되기 때문이다.

중국의 고서에서는, 이 선부 자세를 옛날 게으른 황제가 수시로 쓰던 체위라 설명하고 있다. 그만큼 **이 선부 체위는 기력이 쇠하거나 피곤한 남성에게 효과가 뛰어난 체위라고 할 수 있다.** 남성이 심신이 피곤한 상태라면 되도록 움직임을 줄이고 여성의 부드러운 엉덩이의 감촉을 만끽하면서 천천히 움직이도록 하자. 이 체위에서 그대로 남녀가 옆으로 누우면 측위(側位)가 되는데, 두 손과 양 무릎으로 신체를 지탱할 필요가 없어져 더욱 편안해진다.

『소녀경』에서도 언급했듯이, 이 체위를 통해 감정의 강한 동요에 의해 생기는 칠상(七傷)의 병이 저절로 없어질 것이다.

5. 귀등(龜騰)

거북이 하늘로 올라가는 모양

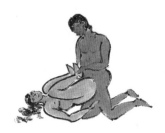

第五曰龜騰. 令女正臥, 屈其兩膝, 男乃推之, 其足至乳, 深內玉
제 오 왈 귀 등   영 녀 정 와   굴 기 양 슬   남 내 추 지   기 족 지 유   심 내 옥

莖, 刺嬰女, 深淺以度, 令中其實, 女則感悅, 軀自搖舉, 精液流
경   자 영 녀   심 천 이 도   영 중 기 실   여 즉 감 열   구 자 요 거   정 액 유

溢, 乃深極內, 女快乃止, 行之勿失, 精力百倍.
일   내 심 극 내   여 쾌 내 지   행 지 물 실   정 력 백 배

다섯 번째 체위는 거북이 하늘로 올라가는 모양입니다.

여성은 바로 눕고 두 무릎을 굽혀 무릎을 유방 가까이 밀어 올립니다. 남성은 음경을 깊이 밀어 넣어 여자의 음도 깊은 곳인 영녀(嬰女, 질원개)를 찌릅니다. 적당히 깊고 얕게 삽입하면서 그 핵심을 적중케 하면 여성은 몹시 흥분되어 몸을 저절로 흔들고 음액을 줄줄 흘립니다. 이때 되도록 깊이 찔러 여성이 성의 고조에 이르게 한 뒤에 바로 그칩니다. 이렇게 교합하면서 사정을 하지 않으면 정력이 백배가 됩니다.

귀등은 여성이 똑바로 누워 무릎을 들어 올린 후, 남성이 양손으로 여성의 발을 그녀의 가슴 쪽으로 미는 자세이다. 남성은 깊게 그리고 얕게 삽입하는 방법을 사용하여, 페니스를 그녀의 안으로 천천히 그러나 깊이 삽입한다. 페니스를 부드럽게 움직이면서 때로는 얕게 삽입하며 지속적으로 클리토리스를 자극해야 한다는 것도 잊지 말자. 남성 자신은 멈춘 상태에서 여성의 골반을 가볍게 흔들며 삽입되는 묘미도 느껴보자.

이 체위는 여성의 음부를 바라보는 것을 즐기는 남자에게 가장 적합하다. 그만큼 이 귀등 체위는, 여성의 질이 남자에게 시각적으로 완전히 노출되는 자세라고 할 수 있다. 페니스를 여성 안으로 삽입하는 동안 바라보는 여성의 음부는 너무 아름답다.

이 체위 역시 원박과 마찬가지로 깊이 삽입하여 질의 깊은 지점과 자궁 오르가즘을 선사하기에 좋다. 하지만 여성의 골반이 유연하지 못하고 뚱뚱하다면 취하기 힘든 자세이므로 그런 여성에게 무리하게 강요하지는 말자.

6. 봉상(鳳翔)

봉황새가 나는 모양

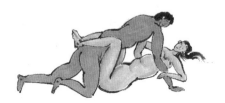

第六曰鳳翔。令女正臥, 自擧其脚, 男跪其股間, 兩手處席, 深內
제육왈봉상　영녀정와　자거기각　남궤기고간　양수처석　심내

玉莖, 刺其昆石, 堅熱內牽, 令女動作, 行三八之數, 尻急相薄,
옥경　자기곤석　견열내견　영녀동작　행삼팔지수　고급상박

女陰開舒, 自吐精液, 女快乃止, 百病消滅。
여음개서　자토정액　여쾌내지　백병소멸

여섯 번째 체위는 봉황새가 나는 모양입니다.

여성은 바르게 눕고 자기 스스로 두 다리를 듭니다. 남성은 여성의 넓적다리 사이에 무릎을 꿇고 두 팔로 몸을 지탱합니다. 그리고 음경을 깊이 밀어 넣어 곤석(昆石, 질원개)을 찌릅니다. 단단하고 뜨거운 음경이 들어가면 여성은 24회 가량 움직입니다. 엉덩이가 서로 부딪히면서 음문이 열리면 애액이 쏟아집니다. 여성이 고조에 이른 뒤 바로 그치면 백병이 소멸됩니다.

봉황새는 우리나라의 원앙과 같이 중국에서 사이좋은 부부를 상징하는 새이다. 따라서 이 봉황새를 모토로 한 봉상 체위는, 한 마디로 서로 떨어질 수 없는 사랑하는 커플이 취하는 가장 사랑스러운 체위라고 할 수 있다.

여성은 등에 베개를 받치고 다리를 약간 위로 든 상태로 반듯이 눕는다. 남성은 여성의 넓적다리 사이에 들어가 손으로 자신을 지탱하고 페니스를 질의 가장 깊은 곳까지 삽입한다.

남성이 페니스를 삽입하는 동안 여성은 다리로 남성의 허리를 감아 서로 밀착시키면서 엉덩이를 움직인다. 여성이 질을 단단하게 조여 남성의 페니스를 최대한 압박하면, 남성은 이윽고 돌아올 수 없는 지점에 다다를 것이다. 이때 남성은 엉덩이를 움직이지 말고 페니스를 그녀 안에서 조금씩 움직이면서 사정을 컨트롤해야 한다. 또한 돌아올 수 있는 지점 직전 페니스를 빼내는 민첩성도 발휘해야 함은 물론이다.

원앙 부부처럼 서로간의 밀착을 단단하게 유지한 채 사랑의 유희를 거듭 반복하는 묘미를 맛보기 위한 자세, 이것이 바로 봉상 체위의 참 맛이라고 할 수 있다.

7. 토연호(兔吮毫)

토끼가 털을 빨고 있는 모양

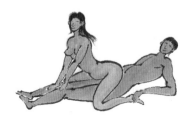

第七曰兔吮毫。男正反臥, 直伸腳, 女跨其上, 膝在外邊, 女背頭
제칠왈토연호   남정반와   직신각   여과기상   슬재외변   여배두

向足, 處席俯頭, 乃內玉莖, 刺其琴弦, 女快, 精液流出如泉, 欣
향족   처석부두   내내옥경   자기금현   여쾌   정액유출여천   흔

喜和樂, 動其神形, 女快乃止, 百病不生。
희화락   동기신형   여쾌내지   백병불생

일곱 번째 체위는 토끼가 털을 빨고 있는 모양입니다.

남성은 바르게 누워 발을 곧바로 뻗습니다. 여성은 그 위에 걸터앉아 두 무릎을 남자의 몸 바깥에 둡니다. 여성이 얼굴을 남자 발쪽으로 향하고 두 손으로 자리를 짚은 뒤 머리를 숙입니다. 남성은 음경을 안으로 밀어 넣어서 금현(琴絃, 음핵의 귀두와 질 전정 사이에 감춰진 부위)을 찌릅니다. 여성은 그 쾌감으로 음액을 샘물처럼 내쏟고, 즐거움과 기쁨이 어우러져 몸과 마음이 함께 요동치게 됩니다. 여성이 고조에 이른 뒤 바로 그치면 온갖 병이 생기지 않습니다.

【 현대적 응용 】

남성은 다리를 앞으로 뻗은 상태에서 똑바로 눕고, 여성은 남성의 다리를 마주 보며 그의 위로 올라간다. 이후 여성은 다리를 남성의 몸 양쪽에 두고 몸을 앞으로 약간 기울인다. 이 토연호 체위는 여자가 섹스를 완전히 주도하는 체위이다. 토끼가 이완된 상태에서 자신의 털을 핥는 것처럼 여성은 처음부터 천천히, 아주 부드럽게 움직여야 한다.

당신도 예상했겠지만 이 체위에서 남성은 일종의 방관자처럼 보인다. 남자들 대부분은 자신이 강력하게 섹스를 주도하는 경향이 있지만, 가끔은 이처럼 지배받는 성적 흥분을 좋아하기도 한다. 결과적으로 **이 토연호 체위는 전통적인 남성 주도 방식에서 탈피하여 좀 더 적극적인 섹스를 원하는 여성, 그리고 그런 여성을 바라는 남성에게 매우 적합하다.**

물론 남성 쪽에서 할 수 있는 일이 전혀 없는 것은 아니다. 이 체위에서 여성이 상하좌우로 움직이는 동안 남성은 손을 이용하여 엉덩이, 가슴, 허리를 포함한 여성의 몸 전체를 어루만지고 애무할 수 있다. 또한 여성의 움직임과 자세에 따라, 특히 여성이 몸을 기울일 때 페니스로 G스팟을 자극할 수도 있다.

더불어 여성이 천천히 자기 몸에 올라타는 것을 보는 것도 색다른 즐거움이 될 수 있다. 여성이 몸을 앞뒤로 구부리고 몸을 좌우로 흔들면서 서서히 절정에 오르는 것을 관찰해보자.

한 가지 주의할 점은, 이 체위에 익숙하지 않은 경우 페니스가 쉽게 빠질 수 있다는 것이다. 그러므로 처음에는 여성이 매우 천천히 부드럽게 동작을 취해야 한다.

8. 어접린(魚接鱗)

물고기가 비늘을 문지르는 모양

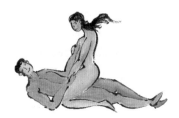

第八曰魚接鱗。男正偃臥, 女跨其上, 兩股向前, 安徐內之, 微入
제 팔 왈 어 접 린   남 정 언 와   여 과 기 상   양 고 향 전   안 서 내 지   미 입

便止, 才授勿深, 如兒含乳, 使女獨搖, 務令持久, 女快男退, 治
변 지   재 수 물 심   여 아 함 유   사 녀 독 요   무 령 지 구   여 쾌 남 퇴   치

諸結聚。
제 결 취

일곱 번째 체위는 물고기가 비늘을 문지르는 모양입니다.
남성은 바르게 눕고 여성은 두 다리를 앞으로 하여 올라탑니다. 남성은 서
서히 밀어 넣습니다. 조금 밀어넣고 멈춥니다. 어린애가 젖을 물고 있듯이
음경을 깊이 찌르지 말고 얕게 조금 넣습니다. 여성 혼자서 흔들게 하되 될
수 있는 한 오래 유지하게 합니다. 여성이 만족에 이르면 곧 음경을 빼냅니
다. 이를 행하면 울체되어 생기는 여러 병을 치료할 수 있습니다.

【 현대적 응용 】

　남성은 위를 보고 반듯이 눕는다. 여성은 누운 남성을 마주보며 남성 위
에 걸터앉는다. 이번에도 오르가즘에 이르기 위해 여성이 움직임을 주도

한다. 여성은 앉았다 일어났다 하는 상하 삽입운동을 시작으로 골반을 전후, 좌우, 또는 회전운동을 춤추듯이 반복한다. 골반운동과 함께 질을 밀어내며 조이거나 당기며 조이는 밀당운동을 적절하게 병행한다. **질의 조임은 남성의 쾌감을 자극하기도 하지만, 질을 밀어내며 조임으로써 남성의 흥분에너지를 골반으로 분산시켜 사정조절을 도와주는 동작이 되기도 한다.**

이때 남성은 여성의 몸 거의 모든 부분을 부드럽게 어루만질 수 있다. 여성이 리듬과 자극을 조절하는 동안, 가만히 누워 있어도 좋고 등을 침대 위로 활처럼 구부려도 좋다. 이렇게 하면 좀 더 깊고 다른 각도의 삽입이 가능해진다.

다만 『소녀경』에서도 강조했듯이 이 체위에서는 얕은 삽입을 많이 즐기면 좋다. 이 체위에서 얕은 삽입을 깔짝대며 부드럽게 진행하면 강렬한 말초 자극을 안전하게 즐길 수 있다. 여성상위에서 깊고 격렬한 삽입은 자칫 남성의 페니스를 다치게 할 수도 있으니 주의해야 한다.

여성의 율동적인 움직임에 따라 엉덩이의 물결 그리고 유방의 파도를 유쾌하게 감상할 수 있는 것도 이 체위의 묘미이다.

또한 이 체위는 남성이 사정을 가장 쉽게 제어할 수 있는 자세 중 하나이다. 중력에 의해 페니스의 혈액이 아래로 쏠리기 때문이다. 하지만 수동적인 자세로 말미암아 자극의 강도를 적절하게 조절하지 못하여 자제력을 잃어버리기도 쉬우니 주의할 것. 만약 이런 상황이 펼쳐지면 여성에게 움직임을 멈추도록 신호를 보내거나 무릎을 구부림으로써 여성의 운동을 제어해야 한다.

9. 학교경(鶴交頸)

학이 긴 목을 서로 얽는 모양

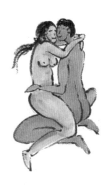

第九曰鶴交頸。男正箕座，女跨其股，手抱男頸，內玉莖，刺麥
齒，務中其實，男抱女尻，助其搖舉，女自感快，精液流溢，女快
乃止，七傷自愈。

아홉 번째 체위는 학이 긴 목을 서로 얽는 것과 같은 모양입니다.
남성은 무릎을 꿇어앉은 자세를 취합니다. 여성은 남성의 넓적다리에 걸터
앉으며 두 팔로 남성의 목을 껴안습니다. 음경을 밀어 넣어 맥치(麥齒)를
자극합니다. 남성은 여성의 엉덩이를 안아서 올렸다 내렸다 하는 여성의 동
작을 도와줍니다. 여성 스스로 쾌감을 느끼면서 음액이 흘러넘칩니다. 여성
의 성욕이 고조에 이르면 즉시 그칩니다. 이렇게 행하면 칠상이 저절로 낫
습니다.

학이 긴 목을 서로 얽은 모양처럼 남녀가 꿇어앉아 결합한 학교경 체위는, 도가 섹스에서 가장 선호하는 자세라고 할 수 있다. 비슷한 기관을 맞대고 밀착해 서로를 껴안는 이 자세는 아주 친밀하면서도 치유하는 자세가 될 수 있기 때문이다.

이 학교경 체위의 가장 큰 장점은, 섹스 중이나 섹스 후 남녀가 서로 에너지를 나누기에 매우 적합하다는 것이다. 이 자세에서 파트너의 척추를 위로 쓰다듬고 에너지를 머리에서 복부로 끌어내림으로써 서로의 에너지 순환을 도와주도록 하자.

체위를 지혜롭게 활용하는 요령

지금까지 용번(龍飜), 호보(虎步), 원박(猿搏), 선부(蟬附), 귀등(龜騰), 봉상(鳳翔), 토연호(兔吮毫), 어접린(魚接鱗), 학교경(鶴交頸) 등의 9법(九法) 체위를 살펴보았다. 이 외에도 무수한 자세의 체위들이 존재하지만, 체위의 기본 구조는 남성상위, 여성상위, 측와위, 후배위, 좌위, 입위의 6가지에다가 얼굴을 마주 하는 대면위와 뒤통수를 보는 배면위로 구성되어 있다.

이 기본 구조에서 여성이 다리를 위치시키는 방식과 엉덩이와 허리를 위치시키는 각도에 따라 다양한 체위가 만들어진다. 예를 들면 여성이 다리를 자신의 몸쪽으로 가까이 밀착하면 할수록 질이 타이트해지고, 양쪽 다리 혹은 한쪽 다리를 벌리거나 모으는 정도에 따라 질의 느낌이 달라지게 할 수 있다. 그리고 여성이 엉덩이를 얼마나 더 들어 올리고, 좌측이나 우측으로 얼마나 트느냐에 따라 각각 질과 페니스의 다른 부위를 자극할 수 있고, 더 깊거나 얕은 삽입을 만들어낼 수 있다. 그러므로 체위와 함께 다리의 위치와 엉덩이의 각도 조절이 섬세한 체위를 구사하는 관건이 된다.

남녀의 체형이나 개인적 성향에 따라 남녀의 궁합이 잘 맞는 체위가 있다. 여성의 질이 아래쪽에 위치하고 남성의 페니스가 짧다면 남성 후배위가 최적의 체위가 될 수 있다. 또한 나이가 많거나 체력이 약한 커플에게는 에너지 소모가 적은 측와위(側臥位)가 좋은 체위가 될 수 있다.

개인적 성향에 따라 사람마다 선호하는 체위는 각양각색이다. 여자가 좋아하는 체위는 남성상위, 여성상위, 후배위 순으로 나타났다. 반면 여자가 싫어하는 체위는 후배위, 서거나 벽에 기댄 체위, 여성상위 순으로 나타났다. 남자가 가장 선호하는 체위는 남성상위, 후배위, 여성상위 순으로, 남자가 가장 싫어하는 체위는 측와위, 서거나 벽에 기댄 체위 순으로 나타났다.

선호하는 체위를 파트너에게 표현하여 서로의 욕구를 조율하고 충족시킬 필요가 있다. 또한 **체격이 잘 맞지 않아 미진한 부분은 특정 소품이나 장소를 활용하여 채우는 기술도 필요하다.** 특정 체위를 위해 사용하는 소품이나 장소는 베개, 침대 가장자리, 의자 등이 가장 많이 애용되나 그 밖의 것도 특별히 준비하는 노력과 지혜가 요구된다.

한 번의 섹스 시 평균적으로 시도하는 체위는 3~4가지인 경우가 가장 많은 것으로 조사되었다. 새로운 체위는 색다른 흥분과 자극을 주어 그 동안 똑같은 패턴으로만 행해진 당신의 섹스에 신선한 변화를 불러온다. 또한 새로운 에너지 포인트와 에너지 통로를 자극하여 다른 치유효과를 불러오기도 한다.

하지만 한 번의 섹스에서 너무 잦은 체위 변화는 남녀의 깊은 성에너지 체험을 방해할 수 있다. 한 번의 섹스에서 2,3가지 체위를 기본으로 매번 새로운 체위를 시도해보면 적절할 것이다. 그리고 **운동과 스트레칭 효과를 위해 특정 체위를 활용해보는 것도 생활운동으로서 염두에 둘 만하다.**

여성의 질병을 고쳐주는 8가지 체위
- 8익(八益) -

8익(八益)의 체위는 근육, 관절, 내장, 혈액, 맥박, 신경 등의 기능을 강화하는, 일종의 건강 체조의 성격이 강하다. 특히 여성을 위한 체위에는 무릎 굽히기, 벌리기, 좁히기, 뒤틀기, 허리의 회전 그리고 기타 각 부위의 다양한 운동이 포함되어 있다.

따라서 이 8익의 체위로 섹스를 하면 내장기능, 특히 신장의 기능을 강화할 수 있다. 도의학에서 내장은 인체의 뿌리 기관으로서 신체의 모든 기관, 즉 오체(근건, 혈액, 살, 피부와 털, 뼈)와 오관(눈, 혀, 입, 코, 귀) 등을 주관한다고 보았다. 또한 8익의 체위는 허리를 튼튼하게 하고 골반 내 혈액순환을 원활하게 하여, 성기능까지 왕성하게 해 주는 것은 두말 할 것도 없다.

몸이 쇠약해진 것을 느끼거나 피곤할 때 가벼운 체조와도 같은 8익의 체위를 활용하면 유쾌한 오르가즘에너지를 만끽하면서 몸과 마음의 피로까지도 회복할 수 있다. 체위를 다양하게 구사하면 따로 운동이 필요하지 않을 정도로 큰 운동효과를 얻을 수 있다.

사실 현대의학의 입장에서 보면 체위와 일정한 피스톤 운동을 통해 특정한 질병을 고칠 수 있다는 『소녀경』의 주장은 좀 엉터리 같이 보일 수도 있다. 예를 들어 8익의 제1조인 고정의 경우, 측와위 체위에서 $2 \times 9 = 18$회 삽입을 하루 두 번씩 15일을 행하면 남성의 정액이 진해지고 여성의 월경과다가 치료된다고 되어있다. 이런 주장은 특별히 의학 전문가가 아니더라도 현대인이라면 쉽사리 믿으려 하지 않을 것이다.

물론 『소녀경』은 현대의 시각으로 볼 때 다소 과장된 표현으로 기술되어 있다. 하지만 이를 미신 정도로 치부해버리기 전에 도가 스승들이 전하고자 했던 성생활의 숨은 지혜를 현대적으로 되살릴 필요가 있다. 8익의 내용을 잘 읽어보면 어디에도 사정을 한다는 표현은 찾을 수가 없다. 더불어 체위와 페니스 삽입 각도가 상세히 기술되어 있고, 각 체위마다 $2 \times 9 = 18$회, $3 \times 9 = 27$회 등과 같이 삽입 횟수와 하루 중의 성교 횟수를 정확하게 명시하고 있다.

성교 중 삽입 횟수를 엄격이 지킨다는 것은 거의 불가능하므로 신빙성이 없어 보일 수도 있다. 하지만 삽입 횟수 명시는, 삽입은 해도 사정을 엄격히 제한하기 위한 장치 정도로 보면 좋을 것이다. 다시 말해서 성교를 하더라도 사정을 절제하라는 교훈 정도로 받아들이면 된다는 이야기이다.

결국 8익에서 가르치는 여덟 가지 체위의 성교법은 사정을 수반하지 않는 섹스를 목표로 하고 있다는 결론을 얻을 수 있다. 섹스는 하되 사정을 철저히 억제하면 성에너지가 증폭되고 성호르몬이 활성화되어 그 어떤 성문제도 극복할 수 있다. 또한 이것이 우리가 현재 배우고 있는 도가 방중술의 가장 중요한 포인트이기도 하다.

1. 고정(固精)

정액을 진하게 하는 체위

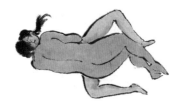

《玉房秘訣》云:
옥 방 비 결 운

素女曰："陰陽有七損八益。一益曰固精。令女側臥張股, 男側
소 녀 왈 음 양 유 칠 손 팔 익 일 익 왈 고 정 영 녀 측 와 장 고 남 측

臥其中, 行二九數, 數畢止, 令男固精, 又治女子漏血, 日再行,
와 기 중 행 이 구 수 수 필 지 영 남 고 정 우 치 여 자 누 혈 일 재 행

十五日愈。
십 오 일 유

옥방비결에 이르길, 소녀가 말했다.

음양교접에는 칠손팔익(七損八益)이 있습니다. 일익(一益)은 고정(固精)이라고 합니다. 여성을 옆으로 눕게 하여 넓적다리를 벌리도록 합니다. 남성은 그 가운데 옆으로 누워 2×9=18회 삽입하고 그 수가 끝나면 그칩니다. 이렇게 하면 남성의 정액은 진해지고 여성의 누혈(漏血, 월경과다)을 치료할 수 있습니다. 하루 두 번씩 15일이면 낫습니다.

요즘 들어 정액이 묽고 정자수가 부족하여 불임 판정을 받는 남성들이 늘어나고 있는데, 이 고정 체위가 정액의 농도를 짙게 해준다고 하니 자못 흥미롭지 않을 수 없다.

도가 전통에서는 정, 기, 신, 이 세 가지를 인체의 세 가지 보배 즉 삼보 (三寶)로 여긴다. 이 중 정(精)은 정력을 말하며 정액은 이 정이 물질화된 것이다. 또한 이 정은 양기에 의해 보존되고 강화된다. 따라서 **고정 체위는 양기, 즉 정력을 강화시켜 주는 체위라고 할 수 있다.** 더불어 정은 신장을 주관하므로 신장을 강화시켜 주기도 한다.

2. 안기(安氣)

기를 편안하게 하는 체위

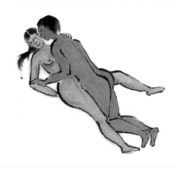

二益曰安氣。 令女正臥高枕, 伸張兩股, 男跪其股間刺之, 行
이 익 왈 안 기　　영 녀 정 와 고 침　　신 장 양 고　　남 궤 기 고 간 자 지　　행

三九數, 數畢止, 令人氣和, 又治女門寒, 日三行, 二十日愈。
삼 구 수　　수 필 지　　영 인 기 화　　우 치 녀 문 한　　일 삼 행　　이 십 일 유

이익(二益)은 안기(安氣)라고 합니다. 여성은 반듯하게 누운 다음 베개를 높이 베고 두 넓적다리를 펴서 벌립니다. 남성은 그 넓적다리 사이에서 무릎을 꿇고 3×9=27회 삽입한 다음, 그 수가 끝나면 바로 그칩니다.

이렇게 하면 남성의 기가 평화로워지고 여성의 냉증 또한 치료할 수 있습니다. 하루 세 번씩 20일이면 낫습니다.

안기는 원기를 보충하기 위한 체위이다. 남성상위의 이 체위에서 남성
은 편안함을 느끼고 흥분된 성에너지를 폐로 인도하여 기를 강화할 수 있
다.

여성 역시 다리를 충분히 벌리기 때문에, 골반 부위의 혈액 순환을 도와
음부의 냉증을 치유할 수 있다. 여성이 다리를 많이 벌리면 벌릴수록 골반
스트레칭의 효과가 커지는 반면, 오므리면 오므릴수록 질이 타이트해져
남녀의 성기 마찰력이 강해진다.

3. 이장(利臟)

오장을 이롭게 하는 체위

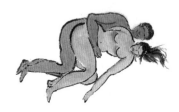

三益曰利臟。令女側臥, 屈其兩股, 男橫臥, 卻刺之, 行四九數,
삼 익 왈 이 장　　영 녀 측 와　　굴 기 양 고　　남 횡 와　　각 자 지　　행 사 구 수

數畢止, 令人氣和, 又治女門寒, 日四行, 二十日愈。
수 필 지　　영 인 기 화　　우 치 녀 문 한　　일 사 행　　이 십 일 유

삼익(三益)은 이장(利臟)이라고 합니다. 여성은 옆으로 눕고 양 넓적다리를
구부립니다. 남성은 옆으로 누워 4×9=36회 삽입한 다음 그 수가 끝나면
바로 그칩니다.

이렇게 하면 기가 부드러워지고 또 여성의 냉증 또한 치료할 수 있습니다.

하루 네 번씩 20일이면 낫습니다.

이장이란 인체의 오장 즉 심장, 간, 폐, 비장, 신장의 기운을 살리는 체위이다. 남성은 측와위의 편안한 자세에서 흥분된 성에너지를 오장으로 인도하여 오장을 튼튼하게 만들 수 있다.

여성 역시 골반 부위를 스트레칭 함으로써 냉증을 치유할 수 있다. 이때 여성이 무릎을 자신의 배 쪽으로 더욱 당기면 스트레칭 효과가 더 커지고 자궁경부도 질 아래쪽으로 더 내려와 깊이 삽입하면 자궁오르가즘을 쉽게 느낄 수 있다.

4. 강골(强骨)

뼈를 강하게 하는 체위

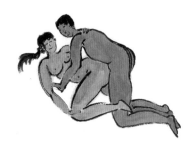

四益曰強骨。令女側臥，屈左膝，伸其右股，男伏刺之，行五九
사 익 왈 강 골　　영 녀 측 와　　굴 좌 슬　　신 기 우 고　　남 복 자 지　　행 오 구

數，數畢止，令人關節調和，又治女閉血，日五行，十日愈。
수　　수 필 지　　영 인 관 절 조 화　　우 치 녀 폐 혈　　일 오 행　　십 일 유

사익(四益)은 강골(强骨)이라 합니다. 여성은 옆으로 누운 다음 왼쪽 무릎을 굽히고 오른쪽 넓적다리는 곧게 폅니다. 남성은 여자 뒤에 엎드려 찌릅니다. 5×9=45회 삽입한 다음 그 수가 끝나면 바로 그칩니다.

이렇게 하면 남자의 관절이 튼튼해지고 여성의 폐혈(閉血, 월경의 이상 중단)을 치료할 수 있습니다. 하루 다섯 번씩 10일이면 낫습니다.

이 체위는 골수와 근육을 강화시켜 류머티즘을 예방해주는 체위라고 할 수 있다. 또한 여성의 월경은 간장이 주관하므로 이 체위를 통해 간장의 기능을 강화하면 월경이상 증상도 쉽게 치유할 수 있다.

여성이 왼쪽 다리를 더 많이 굽힐수록 오른쪽 옆구리의 간장으로 기혈이 많이 흘러들어가 간장의 기능이 더욱 좋아질 것으로 보인다. 만약 반대쪽으로 엎드려 오른쪽 다리를 구부리면 비위 쪽으로 기혈이 많이 흘러들어가 비위의 소화기능이 좋아질 것으로 보인다. 이처럼 체위에 따라 특정 부위를 운동시키거나 특정 장기로 기혈을 더욱 소통시킴으로써 각종 질병을 완화하는 데 응용할 수 있어야 한다.

5. 조맥(調脈)

맥을 조화시키는 체위

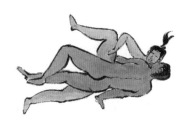

五益曰調脈。令女側臥, 屈其右膝, 伸其左股, 男處地刺之, 行
오 익 왈 조 맥　　영 녀 측 와　　굴 기 우 슬　　신 기 좌 고　　남 처 지 자 지　　행

六九數, 數畢止, 令人脈通利, 又治女門辟, 日六行, 二十日愈。
육 구 수　　수 필 지　　영 인 맥 통 리　　우 치 녀 문 벽　　일 육 행　　이 십 일 유

오익(五益)은 조맥(調脈)이라 합니다. 여성은 옆으로 누운 뒤 오른쪽 무릎을 구부리고 왼쪽 넓적다리는 곧게 폅니다. 남성은 몸을 옆으로 돌리고 자리에 의지하여 찌릅니다. 6×9=54회 삽입한 다음 그 수가 끝나면 그칩니다.

이렇게 하면 남성의 혈맥을 잘 통하게 할 수 있고, 여성의 음문 벽증(질 경련)을 치료할 수 있습니다. 하루 여섯 번씩 20일이면 낫습니다.

이 체위를 거듭하면 심장과 순환계를 강화시켜 혈압을 조정할 수 있음은 물론, 동맥경화와 정맥류 등 혈관의 다양한 문제를 치료할 수 있다. 이 체위를 통해 흥분된 성에너지를 대동맥과 대정맥으로 인도할 수 있기 때문이다.

심장이 강해지고 혈맥이 조화되면, 흔히 긴장과 걱정에 의해 유발되는 여성의 질 경련도 쉽게 완화될 것이다. 이 체위에서 오른쪽 무릎을 구부리는 것은 골반 스트레칭으로 기맥을 통하게 하고 질을 느슨하게 이완시키는 효과와 연관되어 있다고 볼 수 있다.

6. 축혈(蓄血)

혈액을 쌓는 체위

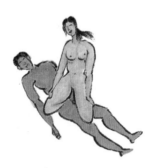

六益曰蓄血。 男正偃臥, 令女戴尻跪其上, 極內之, 令女行七
육 익 왈 축 혈　　남 정 언 와　　영 녀 대 고 궤 기 상　　극 내 지　　영 녀 행 칠

九數, 數畢止, 令人力強, 又治女子月經不利, 日七行, 十日愈。
구 수　　수 필 지　　영 인 력 강　　우 치 녀 자 월 경 불 리　　일 칠 행　　십 일 유

육익(六益)은 축혈(蓄血)이라 합니다. 남성은 바로 눕고 여성은 무릎을 꿇은 자세로 그 남성 위에 걸터앉아 깊게 삽입합니다. 여성에게 6×9=54회 상하운동을 하게 한 다음, 그 수가 끝나면 그칩니다.

이 체위는 남성의 힘을 강하게 하고 또 여성의 월경불순을 치료할 수 있습니다. 하루 일곱 번씩 10일이면 낫습니다.

혈액의 생성을 돕는 이 체위는 조혈기능이 떨어지는 사람, 출혈이 많은 사람, 빈혈이 있는 사람에게 매우 좋은 자세이다. 또한 혈압을 정상으로 유지하는 데도 그만이다. 심장은 혈액을 순환시키는 역할을 하며, 간은 그 혈액을 저장하는 역할을 한다.

또한 한방의학에서는 누워 있으면 혈액이 간으로 되돌아온다고 보았다. 따라서 **남성이 눕는 이 체위는, 간으로 신선한 혈액을 보내 간이 주관하는 근육을 견실하게 하여 남성의 힘을 강화시켜 준다.**

여성의 경우 이 체위를 통해 흥분된 성에너지를 간과 비장으로 보내면 월경불순을 쉽게 치유할 수 있을 것이다.

7. 익액(益液)
진액을 더하는 체위

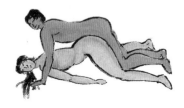

七益曰益液。令女人正伏擧後，男上往，行八九數，數畢止，令人
칠 익 왈 익 액　　영 녀 인 정 복 거 후　　남 상 왕　　행 팔 구 수　　수 필 지　　영 인

骨塡。
골 전

칠익(七益)은 익액(益液)이라 합니다. 여성은 바로 엎드려 엉덩이를 높이
치켜 올리고, 남성은 음경을 위에서 삽입합니다. 8×9=72회 삽입한 다음,
그 수가 끝나면 그칩니다.
이 체위로 교접하면 남성의 골수가 튼실해집니다.

　진액이란 인체를 구성하고 있는 체액으로 골수, 혈액, 정액 등을 일컫는다. 이 진액 중 정수인 정액을 낭비하면 뼛속의 골수가 마르고 결국 병약해지게 마련이다.

　하지만 **이 체위로 오르가즘에너지를 뼈로 보내면 골수를 충실하게 할 수 있다.**

8. 도체(道體)
온몸을 다스리는 체위

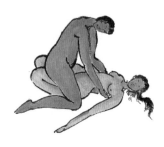

八益曰道體。令女正臥, 屈其股, 足迫尻下, 男以股脅刺之, 以行
팔 익 왈 도 체　영 녀 정 와　굴 기 고　족 박 고 하　남 이 고 협 자 지　이 행

九九數, 數畢止, 令人骨實, 又治女陰臭, 日九行, 九日愈。
구 구 수　수 필 지　영 인 골 실　우 치 녀 음 취　일 구 행　구 일 유

팔익(八益)은 도체(道體)라 합니다. 여성은 바로 누운 후 다리를 굽혀 발이 엉덩이에 대도록 합니다. 남성은 무릎을 꿇은 자세로 넓적다리를 여성의 허리에 붙여 음도를 찌릅니다. 9×9=81회 삽입한 다음 그 수가 끝나면 그칩니다.

이 체위는 골격을 튼튼하게 하고, 또 여성의 음부 악취를 치료할 수 있습니다. 하루 아홉 번씩 9일이면 낫습니다.

이 자세는 전신을 다스리는 체위이다. 여성의 자세가 조금 난해한데, 무릎을 꿇고 상체를 가능한 한 뒤로 젖힌다. 여성의 몸이 뒤로 많이 젖혀져 등이 바닥에 가까워질수록 더 좋다. 만약 이 자세가 불가능하면 뒤쪽에 쿠션을 대고 상체를 뒤로 젖히도록 한다.

이 자세는 골반 부위를 확실히 풀어주어, 여성의 음부 악취를 해소하는 데 많은 도움을 줄 것이다. 또한 남성의 입장에서는 오르가즘에너지를 뼈와 골수로 손쉽게 인도할 수 있다.

남녀 성기의 장기반사구 이해하고
적절하게 자극하기

앞에서 고정(固精), 안기(安氣), 이장(利臟), 강골(强骨), 조맥(調脈), 축혈(蓄血), 익액(益液), 도체(道體) 등의 8익 체위를 배웠다. 8익은 주로 내장 기능을 강화하여 그와 관련된 성문제들을 치유하는 체위들이다.

그런데 재미있는 사실은 발바닥이나 손바닥처럼 성기에도 장기반사구가 있다는 것이다. 사실 성기관에 있는 반사점은 손, 발, 귀, 코에 있는 반사점보다 훨씬 강력하다. 성기는 내장과 직접 연결되어 있고 성행위 시 강력한 성에너지의 증폭 작용이 일어나기 때문이다. 따라서 삽입 섹스는 물론 손으로 하는 애무나 오럴 섹스를 통해서도 우리의 몸 전체가 자극을 받고 활기를 얻을 수 있다.

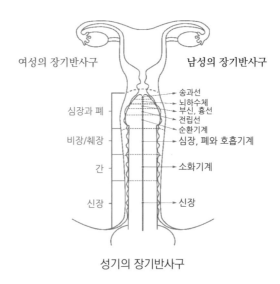

성기의 장기반사구

그렇다면 성기에 있는 장기반사구를 더욱 효과적으로 활용할 수 있는 방법은 무엇일까?

　우선 몸 전체에 걸쳐 치유에너지를 자극하기 위해서는 남성의 페니스와 여성의 질 전체를 골고루 자극하는 것이 좋다. 또한 성기의 특정 장기반사구를 집중적으로 자극함으로써 그에 해당하는 장기의 기능을 더욱 활성화시킬 수도 있다. 특별히 약한 기관을 직접적으로 강력하게 자극하여 건강하게 만들기 바란다.

　더불어 오르가즘을 더 강렬히, 깊게 느끼고 내장기관을 강화하기 위해 회음 펌프 작동과 호흡, 의념 등을 통해 성에너지가 각 기관으로 올라가도록 유도하는 방법도 있다. 남녀가 성기의 장기반사구를 이해하고 난 뒤, 서로 삽입한 상태에서 페니스 귀두를 적절한 힘으로 조일 수 있다면 아주 강렬한 흥분의 도가니에 빠지는 동시에 장시간 지속되는 〈내장의 멀티 에너지오르가즘〉을 체험할 수 있다. 성기에 대한 전체적이고 깊은 자극이 내적으로 퍼지는 내장의 깊고 오묘한 쾌감으로 확장되는 것이다.

제18강
·
잘못된 성생활로 온
남성의 질병을 고치는 7가지 체위
- 칠손(七損) -

무리한 성생활에서 온 질병을 다시 올바른 성생활로 치료하기

알고 보면 많은 질병, 특히 대부분의 성질환은 잘못된 성생활이나 지나친 정욕 낭비에서 유발된다. 한의학에서는 과도한 성생활을 질병의 주요 원인의 하나로 다루고 있을 정도이다. 『의방유취』에는 "성생활은 잘 하면 사람을 기르지만, 잘못하면 즉시 죽음에 이를 수 있다."(『醫方類聚 券200』「養生門」)고 잘못된 성생활의 폐해를 강한 어조로 경고했다.

또한 『옥방비결(玉房祕訣)』에서 충화자 선인은 이렇게 말했다. "정욕에 방탕하면 반드시 손상으로 인한 병이 생긴다. 술로 술을 깨운다고 하듯이, 이는 교합하여 병이 생긴 것이니 교합하여 고쳐야 한다." 성경에서도 "흙에서 태어난 생명은 흙에서 먹을 것을 구해야 한다."고 했듯이, 섹스로 태어난 생명은 올바른 섹스를 통해 자신의 병을 고쳐야 할 것이다.

칠손에서 말하는 치병의 교훈

바로 이번 장에서 다룰 칠손은, 무리한 성생활에서 온 질병을 다시 올바른 성생활과 체위로 치료하기 위한 방법을 제시하고 있다. 남성의 음경이 충분히 발기하지 않은 상태에서 행하는 조급한 섹스, 취중이나 만복 상태에서의 섹스, 과로나 땀을 흘린 직후의 섹스, 그리고 과도한 섹스 등은 모두 성욕감퇴, 조루, 발기부전 등의 성문제는 물론 내장과 기관을 상하게 하는 주요 원인이라고 할 수 있다.

사실 칠손에서 명시한 위의 성문제는 지금의 현대인들도 흔히 겪는 것들이다. 하지만 여기서 드는 의문 하나, 과연 그런 성문제를 성생활로 고칠 수 있을까? 이에 대한 답은 칠손의 다양한 체위가 일러주는 한 가지 공통된 교훈을 상기하면 된다. **"남성이 쾌감의 절정에 달해서는 안 된다. 즉 사정을 절대 해서는 안 된다."**

위에서 배웠던 팔익의 체위에는 사정에 대한 언급이 없고 대부분 남성이 주도하는 반면, 칠손에서는 남성이 움직이지 않고 여성이 능동적으로 허리를 흔들도록 하고 있다. 더욱이 칠손의 4, 5, 6번째 체위에서는 여성 상위를 채택하고 있을 정도로 여성의 능동적 역할을 강조하고 있다. 결국 **칠손은, 남성의 무절제한 성생활로 병이 왔으니 극도로 정욕을 자제하여 정력을 소모하지 않는 섹스를 하라는 교훈을 주고 있는 것이다.**

접이불루, 즉 교접은 하되 사정하지 않는 섹스는 남녀의 오르가즘을 증폭시켜주고 정기를 배양해주며 몸과 마음에 활력을 준다. 이 접이불루는 거듭하면 할수록 남성의 어떤 성문제도 극복할 수 있으며 더불어 전체적인 건강도 향상시킬 수 있다.

자, 이제 본론으로 들어가서 각종 성문제의 원인과 그 해결법들을 탐구하고 실천에 옮겨 보도록 하자.

1. 절기(絕氣)

정기가 끊어지는 증세

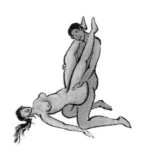

《玉房秘訣》云:
옥 방 비 결 운

素女曰: 一損謂絕氣。絕氣者, 心意不欲而强用之, 則汗泄氣少,
소 녀 왈 일 손 위 절 기 절 기 자 심 의 불 욕 이 강 용 지 즉 한 설 기 소

令心熱目冥冥。治之法, 令女正臥, 男擔其兩股, 深案之, 令女自
영 심 열 목 명 명 치 지 법 영 녀 정 와 남 담 기 양 고 심 안 지 영 녀 자

搖, 女精出止, 男勿得快, 日九行, 十日愈。
요 여 정 출 지 남 물 득 쾌 일 구 행 십 일 유

옥방비결에 이르길, 소녀가 말했다.

일손(一損)은 절기(絕氣)입니다.

절기란 마음에 성욕이 없는데 마지못해 교합하여 땀이 흐르고 정기가 줄어
들며, 심장에 열이 나고 눈이 침침해지는 증상입니다.

이것을 고치는 체위는 다음과 같습니다. 여성은 바로 눕고 남성은 여성의
두 다리를 어깨에 걸친 뒤 깊이 삽입한 후, 여성에게 움직이도록 합니다. 여
성의 음액이 흘러넘치면 중단합니다. 남성은 결코 성욕에 충동되어 사정해
서는 안 됩니다. 이와 같이 매일 아홉 번 교접하면 10일이면 낫습니다.

정기고갈이란 기의 쇠퇴를 의미한다. 이미 여러 번 강조했지만, 사정은 엄청난 기의 소모를 동반하는 행위이다. 특히 **성욕의 충동이 일어나지 않을 때 억지로 자주 교합하면 기의 소모가 더욱 극심해져서, 심장에 허열이 나고 눈이 침침해질 정도로 심신이 지쳐버린다.**

이것을 치료하는 체위로는, 9법의 원박을 사용하여 여성에게 움직임의 주도권을 주는 방법이 있다. 이 원박은 깊은 삽입이 가능하고 밀착도가 높아 큰 힘을 들이지 않고도 흥분을 지속시킬 수 있다는 이점이 있다. 이 체위를 통해 흥분은 하되 사정하지 않고 섹스를 끝내면 쇠퇴한 기력을 나날이 보강할 수 있다.

2. 일정(溢精)
조루, 정액이 흘러넘치는 증세

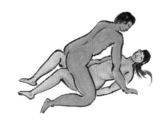

二損謂溢精。溢精者，心意貪愛，陰陽未合而用之，精中道溢，
이 손 위 일 정　　일 정 자　　심 의 탐 애　　음 양 미 합 이 용 지　　정 중 도 일

又醉飽而交接，喘息氣亂則傷肺，令人欬逆，上氣消渴，喜怒或
우 취 포 이 교 접　　천 식 기 란 즉 상 폐　　영 인 해 역　　상 기 소 갈　　희 노 혹

悲慘慘，口干身熱而難久立。治之法，令女人正臥，屈其兩膝
비 참 참　　구 간 신 열 이 난 구 립　　치 지 법　　영 녀 인 정 와　　굴 기 양 슬

俠男，男淺刺，內玉莖寸半，令女子自搖，女精出止，男勿得快，
협 남　　남 천 자　　내 옥 경 촌 반　　영 녀 자 자 요　　여 정 출 지　　남 물 득 쾌

日九行，十日愈。
일 구 행　　십 일 유

이손(二損)은 일정(溢精)이라고 합니다.

일정은 욕망이 강하게 타올라 음과 양의 기가 조화되지 못한 상태에서 급하게 교합함으로써 정액이 중도에 흘러나오는 증세입니다. 또 취하거나 밥을 먹은 뒤에 바로 교합할 때도 일어날 수 있는데, 이런 일이 잦으면 숨이 차고 호흡이 흐트러져서 결국에는 폐가 상하고 맙니다. 더불어 기침과 상기, 소갈(消渴, 목이 마르고 물을 마셔도 소변이 나오지 않는 증상)을 일으키고 웃다가 화를 내고 슬퍼하기도 하는 등 감정의 기복이 심해지며, 입이 마르고 신열이 나며 음경이 오래 발기되기 어렵습니다.

이것을 고치는 체위는, 여성을 바로 눕히고 두 다리를 굽힌 채로 남자를 끼게 합니다. 그리고 남성이 음경을 한 치 반가량 얕게 넣은 상태에서 여성이 움직이게 합니다. 여성의 음액이 흘러넘치면 중단합니다. 남성은 결코 성욕의 충동으로 사정해서는 안 됩니다. 이와 같이 매일 아홉 번 교접하면 10일이면 낫습니다.

【 현대적 응용 】

일정은 성교 도중에 정액이 흘러넘치는 증상, 즉 조루를 설명하고 있다. 조루는 대부분 음과 양의 기가 조화되지 못한 상태에서 급하게 교합하거나 취중 혹은 만복 시의 섹스, 어린 나이부터 시작한 무절제한 자위에 의해 유발된다. 이런 일이 지속되면 호흡계가 상하고 감정의 기복이 심해지며 결국에는 발기불능이 유발된다.

이 증상을 고쳐 조루를 예방하는 방법은, 편하고 안정된 남성상위에서 얕게 삽입하는 체위를 취하는 것이다. 여성에게 움직임의 주도권을 주되 남성의 사정을 극도로 경계해야만 조루에서 탈출할 수 있다.

3. 잡맥(雜脈)

부정맥, 맥박의 불순 증세

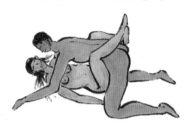

三損謂雜脈。雜脈者, 陰不堅而強用之, 中道強瀉, 精氣竭, 及飽
삼 손 위 잡 맥　　잡 맥 자　 음 불 견 이 강 용 지　 중 도 강 사　 정 기 갈　 급 포

食訖, 交接傷脾, 令人食不化, 陰痿無精。治之法, 令女人正臥,
식 흘　　교 접 상 비　 영 인 식 불 화　　음 위 무 정　　치 지 법　 영 녀 인 정 와

以脚鉤男子尻, 男則據席內之, 令女自搖, 女精出止, 男勿快,
이 각 구 남 자 고　　남 즉 거 석 내 지　 영 녀 자 요　　여 정 출 지　 남 물 쾌

日九行, 十日愈。
일 구 행　 십 일 유

삼손(三損)은 잡맥(雜脈)이라고 합니다.

잡맥은 음경이 충분히 발기되지 않은 상태에서 성교하고 중도에 억지로 사
정하여 정기가 고갈되는 증상을 말합니다. 또한 배가 부른 상태에서 교접할
경우에도 생기는데, 결국에는 비장이 상하여 소화불량을 일으키며 음경이
위축되고 정액이 소진됩니다.

이것을 고치는 체위는, 여성을 바로 눕힌 후 두 다리로 남자의 엉덩이를 감
게 하고 남성이 두 손으로 자리를 짚어 몸을 일으킨 상태에서 삽입하는 방
법입니다. 여성이 움직이게 하고 여성의 음액이 흘러넘치면 중단합니다. 이
때 남성은 결코 사정해서는 안 됩니다. 이와 같이 매일 아홉 번 교접하면 10
일이면 낫습니다.

잡맥, 즉 부정맥은 음경이 단단하지 않은 상태에서 성행위를 가졌을 때 생기는 증상이다. 전투 대열도 정비하지 않은 채 적진으로 뛰어들거나 적의 의도도 떠보지 않고 중도에 항복(사정)해버리면 정기가 금방 고갈되어 부정맥이 오게 마련이다. 또한 식사 직후 비장이 음식을 소화시키고 있을 때 교접을 하면 비장에 부담이 되어 소화불량이 오기 쉽다.

이 증상을 고치는 방법은, 역시 편하고 안정된 남성상위를 취하여 여성이 두 다리로 남성을 감아 깊은 밀착을 유도하는 체위이다. 깊이 삽입된 상태에서 여성이 움직임을 주도하게 하면 남성의 발기가 더욱 굳건해질 것이고, 사정을 참으면 음경의 기력이 더욱 더 충만해져서 성난 뱀처럼 꿈틀거릴 것이다.

4. 기설(氣泄)

기가 새는 증세

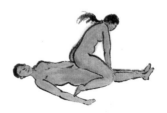

四損謂氣泄。氣泄者, 勞倦汗出, 未干而交接, 令人腹熱唇焦。
사손위기설　기설자　　노권한출　　미건이교접　　영인복열진초

治之法, 令男子正臥, 女跨其上, 向足, 女據席, 淺內玉莖, 令女
치지법　영남자정와　여과기상　향복　여거석　천내옥경　영녀

自搖, 精出止, 男子勿快, 日九行, 十日愈。
자요　정출지　남자물쾌　일구행　십일유

사손(四損)은 기설(氣泄)이라고 합니다.

기설은 힘들고 피곤하여 온몸에 땀이 흘렀는데 땀이 아직 마르기도 전에 교접하여 배에 열이 나고 입술이 바싹 마르는 증상을 말합니다.

이것을 고치는 체위는, 남성이 반듯하게 누워 몸을 곧게 펴고 여성은 남성의 다리 쪽을 향하여 걸터앉는 자세를 취합니다. 이후 여성은 무릎과 정강이로 몸을 지탱하면서 남근을 얕게 받아들여 허리 운동을 합니다. 여성의 음액이 흘러넘치면 중단합니다. 이때 남성은 결코 사정해서는 안 됩니다. 이와 같이 매일 아홉 번 교접하면 10일이면 낫습니다.

힘든 노동을 한 다음 아직 피로가 회복되지 않은 상태에서 섹스를 하면 복부와 소화기 계통에 문제를 일으켜 입이 몹시 마르는 증상을 초래한다. 중국 의학서 『황제내경(皇帝內徑)』에서는 노동으로 부대껴서 흐르는 땀은 비장에서 나온다고 보았다. 기설은 힘든 노동과 섹스로 바로 이 비장을 상하여 결국 비장의 종기(宗氣)가 밖으로 새는 증세를 말한다.

이것을 치료하는 체위는, 9법의 토연호로서 남성의 부담이 가장 적은 여성상위 체위이다. 중국에서는 이 체위를 도삽연화(倒揷蓮花, 연꽃을 거꾸로 꽂는다는 뜻)라고 표현한다.

연꽃 열매는 가장 좋은 강장약이며 불로식이다. 『본초강목(本草綱目)』에도 연밥, 즉 연꽃 열매가 기력을 왕성하게 하고 오래 복용하면 수명을 연장한다고 기록하고 있다. 이 말이 무엇이겠는가? 연꽃을 꽂는 것과 같은 토연호 체위가 그만큼 건강에 좋다는 의미인 것이다.

5. 기관궐상(機關厥傷)

만성 내장장애

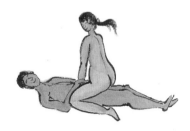

五損謂機關厥傷。
오 손 위 기 관 궐 상

機關厥傷者, 適新大小便, 身體未定而強用之, 則傷肝, 及卒
기 관 궐 상 자 적 신 대 소 변 신 체 미 정 이 강 용 지 즉 상 간 급 졸

暴交會, 遲疾不理, 不理勞疲筋骨, 令人目茫茫, 癰疽並發, 衆
폭 교 회 지 질 불 리 불 리 로 피 근 골 영 인 목 망 망 옹 저 병 발 중

脈槁絕, 久生偏枯, 陰痿不起。治之法, 令男子正臥, 女跨其股,
맥 고 절 구 생 편 고 음 위 불 기 치 지 법 영 남 자 정 와 여 과 기 고

踞前向, 徐徐案內之, 勿令女人自搖, 女精出止, 男勿快, 日九
거 전 향 서 서 안 내 지 물 영 녀 인 자 요 여 정 출 지 남 물 쾌 일 구

行, 十日愈。
행 십 일 유

오손(五損)은 기관궐상(機關厥傷)이라고 합니다.

기관궐상은 대소변을 본 뒤에 기력을 소모하고 나서 몸이 아직 안정되지 않
은 상태에서 억지로 교접하여 간이 상하는 증상을 말합니다. 또한 급작스럽
거나 난폭하게 교접을 히어 동작의 안급 조절을 주이하지 않으면, 근육과
뼈가 피로해지고 눈이 침침해지며 종기나 부스럼이 생기고 근맥이 말라 끊
어집니다. 이런 증상이 오래되면 결국 반신불수가 되고 음경이 위축되어 발
기되지 않습니다.

226

이것을 고치는 방법은, 남성이 바로 눕고 여성은 남성과 마주보는 방향으로 남성의 넓적다리에 걸터앉아 서서히 음경을 받아들입니다. 여성은 스스로 몸을 요동치지 않도록 하고 음액이 흐르면 그칩니다. 이때 남성은 결코 사정해서는 안 됩니다. 이와 같이 매일 아홉 번 교접하면 10일이면 낫습니다.

【 현대적 응용 】

대소변은 일종의 신체의 진액이라고 할 수 있다. 대소변을 본 후 몸이 회복되지 않은 상태에서 바로 억지로 교접하면 간이 상한다. 또 완급의 조절 없이 급작스럽거나 난폭하게 교접하면 근육이 피로해지고 악성종기가 나며 오래 될 경우 발기하지 못하게 된다.

이것을 치료하는 체위는, 9법의 어접린으로 역시 여성상위 체위이다. 이때 여성은 움직임에 주의하여 남성의 사정을 유발하지 않도록 해야 한다. 이를 매일 아홉 번씩 10일 동안 반복하면 위에서 언급한 여러 가지 증세를 치유할 수 있다.

6. 백폐(百閉)

온몸의 맥이 닫히는 증세

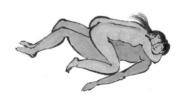

六損謂百閉。百閉者，淫佚於女，自用不節，數交失度，竭其精
육손위백폐　백폐자　음일어녀　자용부절　수교실도　　갈기정

氣，用力強瀉，精盡不出，百病並生，消渴目冥冥。治之法，令男
기　용력강사　정진불출　백병병생　소갈목명명　치지법　영남

正臥，女跨其上，前伏據席，令女內玉莖相搖，精出止，男勿快，
정와　여과기상　전복거석　영녀내옥경상요　정출지　남물쾌

日九行，十日愈。
일구행　십일유

육손(六損)은 백폐(百閉)라고 합니다.

백폐란 음란한 여성에게 빠져서 절도 없이 너무 자주 교접함으로써 정기가
고갈되는 증상을 말합니다. 애써 사정을 하려고 해도 정액이 고갈되어 나오
지 않습니다. 결국에는 온갖 병이 다 생기며 소갈증에 걸리고 눈이 침침해
집니다.

이를 치료하는 방법은, 남성이 바로 눕고 여성은 남성을 탄 뒤 앞으로 엎드
려 손으로 바닥을 짚은 뒤 음경을 질 속에 밀어 넣고 흔드는 체위입니다. 여
성의 음액이 흐르면 그칩니다. 이때 남성은 결코 사정해서는 안 됩니다. 이
와 같이 매일 아홉 번 교접하면 10일이면 낫습니다.

음탕한 여인을 만나 성욕을 자제하지 못하여 정액이 고갈되는 남성은 우리 주변에서도 흔히 찾아볼 수 있다. 남성의 정액이 고갈되면 그릇된 성적 충동이 발동하여 더욱 색을 밝히게 된다. 하지만 결국에는 정액이 소진되어, 온몸의 맥이 막히고 얼굴과 눈에는 생기가 없어지며 죽음의 그림자가 역력한 몰골을 띠게 된다.

이런 증세 역시 여성상위 체위, 즉 남성이 극도의 자제력을 발휘하는 체위를 통해 고칠 수 있다. 남성은 이 체위를 통해 수동적인 자세로 사정을 억제함으로써 고갈된 정액을 다시 채워나가야만 기력을 점점 회복할 수 있을 것이다.

7. 혈갈(血竭)

혈이 메마르는 증세

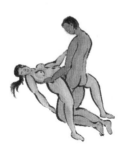

七損謂血竭。血竭者，力作疾行，勞因汗出，因以交合，俱已
칠손위혈갈　혈갈자　역작질행　노인한출　인이교합　구이

之時，偃臥推深，没本暴急，劇病因發，連施不止，血枯氣竭，
지시　언와추심　몰본폭급　극병인발　연시부지　혈고기갈

令人皮虛膚急，莖痛囊濕，精變為血。治之法，令女正臥，高抗
영인피허부급　경통낭습　정변위혈　치지법　영녀정와　고항

其尻，申張兩股，男跪其間深刺，令女自搖，精出止，男勿快，日
기고　신장양고　남궤기간심자　영녀자요　정출지　남물쾌　일

九行，十日愈。
구행　십일유

칠손(七損)은 혈갈(血竭)이라고 합니다.

혈갈이란 힘들게 일하거나 빨리 걸은 뒤 몸이 피곤하고 땀을 흘린 채 교접
할 때 생깁니다. 이 경우에는 함께 절정에 오른 후에도 부족함을 느껴 음경
의 밑 부분까지 삽입하고 난폭하게 교합하여 극심한 병이 생깁니다. 끊임없
이 사정을 지속하게 되면 혈이 마르고 기가 다하여 피부가 거칠어지고 음낭
이 냉습해지며 음경이 아프고 정액은 피오줌으로 바뀌게 되는 증세가 나타
납니다.

이를 치료하는 방법은, 여자를 바로 눕힌 채 엉덩이를 높여서 두 넓적다리
를 뻗치게 하고 남자는 그 사이에 꿇어앉아 깊이 삽입하고 여자가 스스로
움직이도록 합니다. 여자의 음액이 흐르면 그칩니다. 이때 남성은 결코 사
정해서는 안 됩니다. 이와 같이 매일 아홉 번 교접하면 10일이면 낫습니다.

중국 의학서 『황제내경』에서는 땀의 종류와 그 땀을 분비하는 장기를 여러 가지로 분류하고 있다.

첫째, 음식을 포식하여 흘리는 땀은 위에서 나오고, 둘째, 놀라서 탈정되어 흘리는 땀은 심장에서 나오며, 셋째, 무거운 짐을 들고 멀리 이동하면서 흘리는 땀은 신장에서 나오며, 넷째, 달음박질이나 공포에 떨어 흘리는 땀은 간장에서 나오며, 다섯째, 노동에 부대껴서 흐르는 땀은 비장에서 나온다고 했다.

이 혈갈은 힘쓰는 작업이나 달리기에 의해 생긴 땀이 채 마르기도 전에 교합하여 신장과 간장의 혈액을 소모하는 증상을 말한다. 이 경우에는 교접을 통해 절정에 오른 후에도 만족하지 못하여 계속 성교를 하게 되는데, 결국 정의 배설에 그치지 않고 혈액이 고갈된다.

이런 증세는 상기의 남성상위 체위에서 역시 남성이 사정을 거듭 절제함으로써 치유할 수 있다.

『천하지도담(天下至道談)』과
『옥방비결(玉房祕訣)』의 칠손팔익(七損八益)
에서 배우는 성생활의 지혜

지금까지 살펴보았듯이 『소녀경』에서 언급한 칠손팔익(七損八益)은 성생활의 부설제로 인해 생기는 질병을 지유하는 일곱 체위와, 내장을 건강하게 하여 질병을 치유하는 여덟 체위를 의미한다.

그런데 중국 최고의 의학서인 『황제내경』에서도 "칠손팔익을 알면 음양을 잘 조절할 수 있지만 이를 모르면 일찍 노쇠해버린다."(『황제내경』「소문음양상대론素問上古天眞論」)며 칠손팔익을 언급하고 있다. 이어서 칠손팔익의 이치에 따라 천지음양과 일치된 삶을 살면 진기가 넘쳐 귀와 눈이 밝아지고 몸이 가볍고 강건해지며, 노쇠한 사람은 다시 젊어지고 젊은 사람은 더욱 건강해진다고 말하고 있다. 사람은 누구나 똑같이 천지음양의 기운을 받아 태어나지만 천지음양과 자연법칙을 따르느냐 거스르느냐에 따라 건강과 수명에 근본적인 차이가 벌어진다는 것이다.

하지만 『황제내경』에서는 칠손팔익이 구체적으로 무엇을 말하는지에 대해서는 언급하지 않았다. 그래서 역대 주석가들은 『황제내경』의 칠손팔익이 무엇인지에 대해 저마다 자신의 주장을 내세우며 논란이 분분했지만 확실한 결론을 내리지 못했다. 역대 주석가 중에서 처음으로 『황제내경』「소문」에 주석을 달았던 당대(唐代)의 왕빙(王氷)을 포함하여 몇몇은 칠손팔익이 성생활과 밀접한 관련이 있다고 추측했지만, 그 실질적인 내용은 전혀 이해하지 못한 실정이었다.

그러다가 중국 마왕퇴의 한나라 시대 묘에서 성의학서인 『천하지도 담』이 발견되고 나서야 칠손팔익에 대한 논쟁이 종식되었다. 『천하지도 담』은 "생명을 기르는 것은 음식이고, 생명을 손상시키는 것은 색(色)이 다. 그래서 성인이 남녀 교합의 원칙을 마련해놓은 것이다."(故貳生者食 也, 損生者色也, 是以聖人合男女必有則也.)라고 하여 남녀 교합 시 필수 적으로 준수해야 할 일정한 법도가 있음을 주지시켰다.

음식으로 생명을 보익할 수 있는 반면 성생활은 자칫 생명에 유해할 수 있으니 성교할 때는 반드시 일정한 법도를 준수해야 한다는 것이다. 그리하여 성생활의 법도를 지키지 않으면 신체를 손상시키고 심지어는 수명을 단축시킬 수 있음을 강조하면서 성생활에서 일곱 가지 피해야 할 원칙과 여덟 가지 이익이 되는 원칙인 〈칠손팔익〉을 명시한 것이다.

"기에는 〈팔익칠손〉이 있다. 팔익을 운용하고 〈칠손〉을 피할줄 모 르면 40세에 음기가 절반으로 줄어들고 50세에는 일상 활동에서도 노쇠해지며, 60세에는 귀와 눈이 어두워지고 70세에는 하체가 마르 고 기가 위로 빠져나가서 발기도 안 되고 눈물이 절로 흐르게 된다. 다시 젊어지게 하는 방법이 있는데, 칠손을 피하여 병을 예방하고 팔익을 운용하여 정기를 더하면 노쇠한 사람은 다시 젊어지고, 젊은 사람은 노쇠하지 않는다. 군자는 마음을 편안히 하여 생활하고 음 식은 내키는 대로 먹어 소화시킬 수 있으며, 살결이 치밀하고 기혈 은 충만하고 몸이 가벼워도, 성생활에서 법도를 준수하지 않고 너무 성급히 하면 땀이 나고 숨이 가쁘며 가슴이 답답하고 기운이 어지러 운 병에 걸린다. 뜸을 떠 기를 조절하고 음식으로 보양해도 성생활 을 억지로 하고 도에 따라 하지 않으면 부스럼, 음낭종창의 병이 생기며, 기혈이 충만해도 구규가 막히고 팔다리를 제대로 쓰지 못하며 부스럼 병이 생긴다. 그러므로 〈팔익〉을 잘 운용하고 〈칠손〉을 피하면 오장에 병이 생기지 않는다."

-『천하지도담(天下至道談)』

　이처럼 『황제내경』과 『천하지도담』은 모두 〈칠손팔익〉을 언급했고, 그 내용도 대동소이하다. 하지만 『황제내경』에서는 〈칠손팔익〉에 대한 구체적인 설명이 없으나 『천하지도담』에는 〈칠손팔익〉의 개념을 분명히 제시했다. 바로 칠손팔익이란 성생활에서 인체에 해로운 일곱 가지 습관과 인체에 유익한 여덟 가지 방법을 말한 것으로, 그 내용은 다음과 같다.

팔익(八益)

治八益: 旦起起坐, 直脊, 開尻, 翕州, 印(抑)下之, 曰治氣; 飮食, 垂
치 팔 익　단 기 기 좌　직 척　개 고　흡 주　인 억 하 지　왈 치 기　음 식　수

尻, 直脊, 翕州, 通氣焉, 曰致沫; 先戲兩樂, 交欲爲之, 曰知時; 爲而耎
고　직 척　흡 주　통 기 언　왈 치 말　선 희 양 락　교 욕 위 지　왈 지 시　위 이 연

脊, 翕州, 抑下之, 曰蓄氣; 爲而勿亟勿數, 出入和治, 曰和沫; 出臥, 令人
척　흡 주　억 하 지　왈 축 기　위 이 물 극 물 수　출 입 화 치　왈 화 말　출 와 영 인

起之, 怒擇(釋)之, 曰積氣; 幾已, 內脊, 毋動, 翕氣, 抑下之, 靜身須之,
기 지　노 택 석 지　왈 적 기　기 이　내 척　무 동　흡 기　억 하 지　정 신 수 지

曰待贏; 已而灑之, 怒而舍之, 曰定傾, 此謂八益.
왈 대 영　이 이 쇄 지　노 이 사 지　왈 정 경　차 위 팔 익

첫 번째, 치기(治氣)는 아침에 일이니서 앉이 등을 곧게 펴고 둔부의 긴장을 푼 다음 항문을 수축시키며 기를 밑으로 끌어내려 음부에 정기가 충만하도록 하는 것을 말한다.

두 번째, 치말(致沫)은 혀 밑의 진액을 삼키며 둔부를 아래로 향하게 쭈

그리고 앉아 등을 곧게 쭉 펴고 항문을 수축시키며 기가 순통하게
하는 것을 말한다.

세 번째, 지시(知時)는 교합 전에 남녀가 서로 애무하고 마음껏 유희
하여 서로 마음이 편안해지고 즐거워지게 하다가 쌍방이 모두 성욕
을 강하게 느끼면 교합을 시작하는 것이다.

네 번째, 축기(蓄氣)는 교합 시에 등줄기를 이완시키고 항문을 수축
시킨 다음 기를 밑으로 끌어내려 음부에 정기가 충만하도록 하는 것
을 말한다.

다섯째, 화말(和沫)은 교합 시 거칠거나 성급하게 하지 말고 최대한
가볍고 부드러우면서도 천천히 왕복운동을 하는 것을 말한다.

여섯째, 적기(積氣)는 침상에서 교합하다가 적절한 때에, 즉 음경이
아직 발기되어 있는 상태에서 더 연연해하지 말고 신속히 떨어지는
것이다.

일곱째, 대영(待嬴)은 성교가 거의 끝났을 때에는 요동하지 말고 기
를 들이마셔 등줄기로 운행시켜 정기를 수렴하고, 기를 아래로 끌어
내려 정기가 충만하기를 기다리고 있어야 함을 말한다.

여덟째, 정경(定傾)은 교합이 끝나면 정액을 모두 쏟아내고 신속히
물러나 음경이 아직 발기되어 있을 때 빼내는 것을 말한다. 마치 넘
어진 것을 다시 세우는 것 같다 하여 정경이라 한다. 이것을 팔익이
라고 한다.

이와 같이 〈팔익(八益)〉의 단계는 건강에 유익한 남녀 교합의 법칙을
제시하고 있다. 먼저 치기(治氣)와 치말(致沫)은 평소에 도인법을 행하
여 기와 진액을 배양하는 것을 말한다. 지시(知時)는 교합 전에 충분한

애무를 통해 남녀가 화합에 이르도록 하는 것이고, 축기(蓄氣)와 화말(和沫)은 교합 시 최대한 느리고 부드럽게 진행하여 정기를 배양하고 남녀가 함께 조화롭게 어울리는 방법을 설명한 것이며, 적기(積氣)는 과욕을 삼가고 적절한 때에 멈추는 절제의 미덕을 강조한 것이다. 마지막으로 대영(待贏)과 정경(定傾)은 교합이 끝날 때 교합으로 생긴 정기를 운행하고 회복하는 과정을 설명한 것이다.

한 마디로 팔익은 평소의 기력 관리부터 교합 전과 과정, 그리고 교합후에 이르기까지 남녀 모두에게 보익되는 교합의 원칙을 제시했다고 볼수 있다.

칠손(七損)

七損: 爲之而疾痛, 日內閉; 爲之出汗, 日外泄; 爲之不已, 日竭;
칠손　위지이질통　　왈내폐　　위지출한　　왈외설　　위지불이　　왈갈

臻欲之而不能, 日弗; 爲之喘息中亂, 日煩; 弗欲强之, 日節; 爲之臻疾,
진욕지이불능　왈불　　위지천식중란　왈번　　불욕강지　왈절　　위지진질

日費, 此謂七損.
왈비　차위칠손

첫째, 내폐(內閉)는 교합 시 음경에 통증이 있거나 정액의 통로가 막혀 있고, 심지어는 정액이 없는 경우를 말한다.

둘째, 외설(外泄)은 교합 시 땀을 지나치게 많이 흘려 양기가 밖으로 새나가는 것을 말한다.

셋째, 갈(竭)은 방사를 무절제하게 하여 진기가 훼손되고 정액이 소진되어버리는 것을 말한다.

넷째, 불(弗)은 교접을 하고 싶은 욕구는 있어도 발기가 되지 않는 경우이다.

다섯째, 번(煩)은 교접 시 마음이 산란하며 숨이 가쁜 것을 말한다.

여섯째, 절(絶)은 성욕이 전혀 없는 상태에서 교합을 강행하는 것을 말한다.

일곱째, 비(費)는 교합 시 성급하게 쾌락을 얻으려 하는 것을 말하며, 공연히 정력만 낭비한다는 뜻이다.

이와 같이 〈칠손(七損)〉은 심신이 손상되고 성기능 문제가 발생하는 잘못된 성생활을 지적한 것이다. 이것은 〈팔익(八益)〉과는 반대로 심신이 번잡한 상태에서 교합에 들어가고 성급하게 교합하거나 무절제하게 방사하여 건강과 정력을 낭비하는 것을 말한다.

七損(죽이는 섹스) 빅뱅(사정) 오르가즘 (신경지대 오르가즘)	八益(살리는 섹스) 멀티 에너지오르가즘 (에너지 차원의 오르가즘)
내폐(內閉): 사정 불능	치기(治氣): 항문 수축
외설(外泄): 땀	치말(治沫): 진액 삼킴
갈(竭): 정기 소진	지시(知時): 충분한 전희
불(弗): 발기 부전	축기(畜氣): 정기 보존
번(煩): 불안정	화말(和沫): 조화로운 섹스
절(絶): 강제적 섹스	적기(積氣): 적절한 때 멈추기
비(費): 성급한 교합	대영(待嬴): 정기 운기
	정경(定傾): 정기 회복

『천하지도담』의 칠손팔익은 앞의 체위에서 살펴본 『옥방비결(玉房祕訣)』의 칠손팔익에 비하면 유익한 성생활과 유해한 성생활의 방법을 훨씬 더 구체적으로 정리하여 제시했다고 볼 수 있다. 『옥방비결(玉房祕訣)』의 팔익은 고정(固精), 안기(安氣), 이장(利臟), 강골(强骨), 조맥(調脈),

축혈(蓄血), 익액(益液), 도체(道體) 등의 체위를 통해 주로 내장기능을 강화하여 그와 관련된 성문제들을 치유하는 방법을 다루었다. 성교행위를 하는 동안 사정을 절제하고 정을 굳건히 지키는 원칙은 『천하지도담』의 팔익과 맥을 같이 하지만 그 구체적인 방법론은 결여되어 있다.

반면 칠손의 경우는 두 문헌의 내용이 상통하는 측면이 있다. 『옥방비결(玉房祕訣)』의 칠손은 절기(絶氣), 일정(溢精), 잡맥(雜脈), 기설(氣泄), 기관궐상(機關厥傷), 백폐(百閉), 혈갈(血竭) 등의 성생활로 인한 손상을 말하고, 그것은 올바른 성생활을 통해 고칠 수 있다고 보고 있다. 『천하지도담』의 칠손이 손상을 주는 잘못된 성생활법만을 말한 반면, 『옥방비결(玉房祕訣)』의 칠손은 특정 체위나 올바른 성생활을 통한 치유법까지 제시했다는 특징이 있다.

어쨌든 『천하지도담』과 『옥방비결(玉房祕訣)』의 칠손팔익은 방중양생(房中養生)의 핵심원리와 방중보익(房中補益)의 실용적 방법론을 제시했다는 데 크나큰 의의가 있다. 우리는 다시 한 번 고대 선조들의 살리는 성생활에 대한 통찰을 상기하여 현실의 건강하고 조화로운 성생활을 영위하는 데 지혜롭게 활용해야 할 것이다.

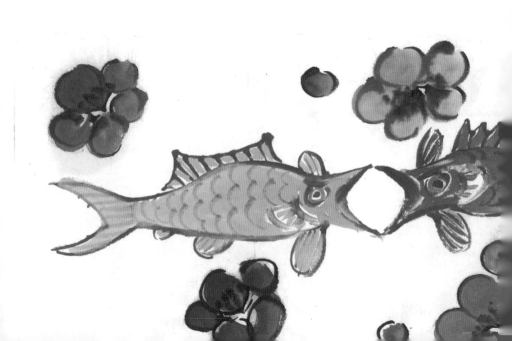

제4장

강정비법과
기타 방중술의 조건

제19강

·

환정하면 쾌감이 깊어지고
기력이 붙는다

彩女問曰:"交接以瀉精爲樂, 今閉而不瀉, 將何以爲樂乎?"
채녀문왈　교접이사정위락　금폐이불사　장하이위락호

彭祖答曰:"夫精出則身體怠倦, 耳苦嘈嘈, 目苦欲眠, 喉咽干
팽조답왈　부정출즉신체태권　이고조조　목고욕면　후인간

枯, 骨節解墮, 雖復暫快, 終於不樂也。若乃動不瀉, 氣力有余,
고　골절해타　수복잠쾌　종어불락야　약내동불사　기력유여

身體能便, 耳目聰明, 雖自抑靜, 意愛更重, 恒若不足, 何以不
신체능편　이목총명　수자억정　의애갱중　항약부족　하이불

樂也?"
락야

《玉房秘訣》云:
옥방비결　운

黃帝曰:"願聞動而不施, 其效如何?"
황제왈　원문동이불시　기효여하

素女曰:"一動不瀉, 則氣力強; 再動不瀉, 耳目聰明; 三動
소녀왈　일동불사　즉기력강　재동불사　이목총명　삼동

不瀉, 衆病消亡; 四動不瀉, 五神鹹安; 五動不瀉, 血脈充長;
불사　중병소망　사동불사　오신함안　오동불사　혈맥충장

六動不瀉, 腰背堅強; 七動不瀉, 尻股益力; 八動不瀉, 身體生
육동불사　요배견강　칠동불사　고고익력　팔동불사　신체생

光; 九動不瀉, 壽命未央; 十動不瀉, 通於神明。"
광　구동불사　수명미앙　십동불사　통어신명

채녀가 물었다.

"남녀가 교접할 때 사정을 해야 쾌락을 느끼는데, 이제 정액을 닫아 사정을 하지 말라고 하니 어찌 쾌락을 느낄 수 있겠습니까?"

팽조가 답했다.

"대게 정액을 사출하면 몸에 피곤을 느끼게 될 것이고, 귀에서 윙윙 소리가 나고, 눈이 희미해져 졸음이 오고, 목이 마르고 골절이 풀려서 나른해지오. 비록 사정할 당시는 잠시 쾌락을 느끼겠지만 결국 즐겁지 못하게 되오. 만약 교접만 하고 사정하지 않으면 기력이 남아돌아 몸이 편해지고 귀와 눈이 밝아지게 되오. 비록 스스로 억제하고 사정은 하지 않지만 다시 사랑하고 싶은 마음이 일어나니, 늘 약간 부족하더라도 어찌 쾌락을 느끼지 못하겠소?"

옥방비결에 전하기를, 황제가 말했다.

"교접을 하되 사정하지 않으면 그 효과는 어떠한가?"

소녀가 대답했다.

"한 번 사정하고 싶어질 때, 이를 억제해서 사정하지 않으면 기력이 왕성해 집니다.
두 번 사정하려 할 때, 이를 억제하면 귀와 눈이 밝아집니다.
세 차례 그렇게 하면 만병이 없어집니다.
네 차례 그렇게 하면 정신의 상태가 모두 안정됩니다.
다섯 차례 그렇게 하면 혈맥이 충만해서 신장(伸長)됩니다.
여섯 차례 그렇게 하면 허리와 등이 강인해집니다.
일곱 차례 그렇게 하면 엉덩이와 가랑이에 더 힘이 붙게 됩니다.
여덟 차례 그렇게 하면 신체에 광채가 납니다.
아홉 차례 그렇게 하면 수명이 연장됩니다.
열 차례 그렇게 하면 이윽고 신명과 통합니다."

대부분의 사람들은 섹스란 사정(射精)을 목표로 하는 행위이며, 사정만이 곧 오르가즘이라고 생각한다. 그러니 『소녀경』을 포함한 동양의 성고전에서 거듭 강조하는 사정 없는 섹스는 상상조차 하기 어렵다. 채녀 역시이런 실상을 간파하고 사정하지 않으면 어떤 쾌감을 얻을 수 있는지를 팽조에게 묻고 있다.

팽조는 먼저 사정의 폐해부터 사실적으로 일러주고 있다. 사정의 쾌감은 순간일 뿐, 결국 기운의 탈진을 초래하여 몸을 피곤하게 하고 골절까지 나른하게 만든다는 것이다. 실제로 사정은 3~8초 동안 전립선과 요도의 수축과 팽창을 동반하는 짧고 국소적인 말초 쾌감만을 일으킬 뿐이다. 남성은 귀두, 여성은 음핵 위주로 짧고 강렬하게 느낀 후 흥분된 성에너지를 발산해버린다. **여성도 G스팟이 강하게 자극될 때는 사정을 동반하기도 하지만, 사정 현상이 없어도 성에너지를 소모하는 것은 남성과 다를 바 없다.**

반면 사정하지 않으면 기력이 충전되어 몸이 편해지고 마음이 충만해진다. 그리고 기력이 늘 충전되어 있으니 다시 사랑하고 싶은 욕구가 지속되고, 언제든지 발기도 가능하다. 사정을 참을 당시에는 약간 부족하고 아쉬운 듯이 느껴지지만, 흥분된 성에너지를 계속 간직하니 그 은근한 쾌감이 오래 지속되어 충족감이 점점 커진다.

사실 사정하지 않는 쾌감은 짜릿한 〈말초신경 쾌감〉과는 다른 〈에너지

쾌감〉이다. 즉 신경 지대의 마찰에서 생긴 에너지가 오래 지속되어 세포
와 내부 장기 깊숙이, 그리고 몸 전체로 확장됨으로써 느끼는 에너지의 전
율감이요 내면의 신비로운 쾌감이다. 나는 이런 에너지 쾌감의 극치를
〈에너지오르가즘〉이라고 말한다.

에너지오르가즘은 남성의 경우 귀두와 성기의 말초 쾌감이 골반의 전립
선 쾌감으로 깊어지고 이윽고 몸 전체로 순환되어 충전되는 전신 오르가
즘이다. 여성의 경우는 음핵과 음순의 말초 쾌감이 깊은 질 쾌감으로 이어
지고, 이윽고 더욱 심오하고 강렬한 자궁 쾌감을 거쳐 몸 전체가 진동하는
전신 오르가즘으로 깊어지고 확장된다.

이런 깊은 에너지오르가즘은 삽입 섹스만 40분에서 1시간 정도 지속해
야 도달할 수 있다. 왜냐하면 국소적이고 짧은 신경지대 흥분에너지가 전
신으로 돌아 충전되려면 절대적인 시간이 필요하기 때문이다. 섹스 하는
동안 고조된 흥분에너지는 30초에서 30분까지 다양하게 유지되고, 시간
이 오래 지속될수록 성에너지의 충전에 의해 그 흥분감은 점점 더 고조된
다. 그러므로 **1회적으로 터뜨리는 〈단발성 빅뱅오르가즘〉이나 여러 번 터
뜨리는 〈다발성 멀티오르가즘〉과 비교하자면, 에너지오르가즘은 성에너
지를 계속 충전해가는 〈지속성 오르가즘〉이라고 할 수 있다.**

이런 에너지오르가즘은 몸을 충전시켜주고 정신을 심오하게 충족시켜
준다. 오르가즘에너지가 전신을 순환하며 기운을 충전시키고, 골반의 떨
림을 넘어 전신이 떨리는 것을 체험하면 그때 비로소 오르가즘은 전신의
에너지오르가즘으로 확장된다. 성에너지가 짧게 발산되면서 한순간 강렬
하게 느껴지는 빅뱅(사정)오르가즘과는 달리, 에너지오르가즘은 성에너지

가 전신을 채우면서 호수의 잔잔한 물결처럼 몽롱하고 신비로운 에너지감각에 빠져들게 한다. 이것은 대략 1~3% 이내의 사람들만이 체험하는 오르가즘으로, 남성도 사정과 관계없이 에너지오르가즘을 느낄 수 있다.

먼저 〈에너지오르가즘〉은 육체적 성감과 정서적 성감이 조화롭게 연결되어 두 사람이 완전히 교감하여 합일될 때만 얻어진다. **남녀가 무의식 차원에서 몽롱하고 신비로운 에너지감각을 지속적으로 교류하다가 이윽고 무의식까지 사라지는 초월의식의 황홀경에 빠져들기도 한다.** 이런 엑스터시는 정서적 합일을 넘어 영적 합일이 일어난 완전한 오르가즘의 형태, 아니 오르가즘조차 초월한 경지로서, 무아지경의 깨달음을 체험하게 된다. 오르가즘이 축복이라면 엑스터시는 깨달음의 체험이라고 할 수 있다.

짧게 터뜨리는 빅뱅(사정)오르가즘이 이슬을 먹는 체험이라면 몽환의식의 에너지오르가즘은 강물을 마시는 체험이요 황홀경의 초월의식은 대양 자체가 되는 체험으로 비유할 수 있다. 그러니 사정이 없다 하여 쾌락이 없을 것으로 생각하는 것은 지극히 편협한 사고가 아닐 수 없다. 에너지오르가즘의 세계를 탐험하면 남녀 모두의 오르가즘 가능성은 무한히 열리게 된다.

그렇다면 비사정(非射精)은 어떤 효과를 가져올까? 『소녀경(素女經)』에서는 많이 교접하고도 사정하지 않으면 기력이 증가한다고 하며, 그 과정을 〈십동불사(十動不瀉)〉로 언급했다.

사정을 참는 횟수가 증가함에 따라 그 건강의 효능이 점점 증가되다가 이윽고 10번 사정을 참으면 신명과 통한다고 한다. 언뜻 보면 황당한 소리나 과장된 표현으로 생각될 수도 있다. 하지만 생명의 원동력인 정기(성에너지)가 신체를 충전시켜 강건하게 만들고, 이윽고 두뇌로 순환되어 지력과 영성을 깨운다고 볼 수 있으니, 전혀 근거가 없는 말은 아니다.

정액의 성분을 과학적으로 살펴봐도 신체에 반드시 필요한 무기질과 미네랄뿐만 아니라 기타 필수 조혈성분이나 각종 항산화 작용에 관여하는 물질이 가득하다. 오스트리아 그라츠 대학교(Graz University)에서 파리나 기타 미생물에게 정액 추출물 중 스페르민(Spermine)이라는 성분을 넣은 그룹 사이의 수명을 비교한 결과, 인간으로 따지면 10~20년에 해당하는 수명이 늘어났다는 보고를 한 바 있다. 스페르미딘(Spermidine)은 남성 신체에서 항산화 기능을 하는데, 나이가 먹을수록 이것이 감소하여 신체가 노화되고 질병에 취약해진다. 정액은 아사히베리보다 항산화력이 세 배나 뛰어난 슈퍼 항산화제라고 한다. 정액은 안티에이징(노화 억제) 외에도, 수명 연장, 암과 질병 억제, 피부 개선, 기분 상승 등등 무수한 효능을 지니고 있음이 입증되고 있다.

이런 정액의 효능 때문에 정액을 마시는 정액요법(Semen Therapy)을 행하는 사람들도 생겨나고 있다. 그들은 주 2회 이상 건강한 남성의 정액을 마시면 암이 예방되고 비만, 우울증 등이 줄며 수명이 연장되는 효과를 명백하게 볼 수 있다고 믿는다. 정액을 마셔서 효과를 볼 수 있다고 한다면 남성이 정액을 몸속에 보존하거나 순환시켜서 정액의 에너지를 증폭시킨다면 그 효과가 얼마나 엄청나겠는가?

사실 동양의학에 따르면 정액은 영양학적 성분보다도 거기에 담긴 원기와 정기를 더 귀중하게 생각한다. 『동의보감』에서도 정은 신체의 근본이고 지극한 보배라고 거듭 강조하면서 정을 아낄 것을 강력히 권고하고 있다. 정액을 방출할 때, 보이지 않는 응결된 기에너지가 다량 손실되어 건강과 수명을 해친다는 것이다.

『소녀경(素女經)』의 〈십동불사(十動不瀉)〉는 사정을 연장하면 할수록 기력이 배가되고 건강과 수명이 연장되며 정신력이 깨어나는 등의 과정을 잘 묘사하고 있다. **양생과 의식 성장의 원천은 어디까지나 인간의 뿌리에너지인 정기(성에너지)에 있음을 다시금 명심해야 한다.** 그러므로 에너지 오르가즘을 얻는 비사정 섹스는 그 횟수가 어느 정도 많아도 상관없다. 섹스를 통해 성에너지를 소진시키는 것이 아니라 오히려 증폭시키고 배양하여 심신을 충전시키기 때문이다.

제20강
·

소녀가 가르친
사정 횟수

《玉房秘訣》云:
옥방비결 운

黃帝問素女曰:"道要不欲失精, 宜愛液者也, 即欲求子, 何可得
황제문소녀왈 도요불욕실정 의애액자야 즉욕구자 하가득

瀉?"
사

素女曰:"人有強弱, 年有老壯, 各隨其氣力, 不欲強快, 強快即
소녀왈 인유강약 년유노장 각수기기력 불욕강쾌 강쾌즉

有損。故男年十五, 盛者可一日再施, 瘦者可一日一施; 年廿, 盛
유손 고남년십오 성자가일일재시 수자가일일일시 년입 성

者日再施, 羸者可一日一施; 年卅, 盛者可一日一施, 劣者二日
자일재시 리자가일일일시 년삽 성자가일일일시 열자이일

一施; 年卌, 盛者三日一施, 虛者四日一施; 五十, 盛者可五日一
일시 년십 성자삼일일시 허자사일일시 오십 성자가오일일

施, 虛者可十日一施; 六十, 盛者十一日一施, 虛者二十日一施;
시 허자가십일일시 육십 성자십일일일시 허자이십일일시

七十, 盛者可卅日一施, 虛者不瀉。"
칠십 성자가삽일일시 허자불사

素女法:"人年廿者, 四日一泄, 年卅者, 八日一泄, 年卌者,
소녀법 인년입자 사일일설 년삽자 팔일일설 년책자

十六日一泄, 年五十者, 廿一日一泄, 年六十者, 即畢閉精, 勿復
십육일일설 년오십가 입일일일설 년육십자 즉필폐정 물복

更泄也, 若體力猶壯者, 一月一泄。凡人氣力自相有強勝過人者,
갱설야 약체력유장자 일월일설 범인기력자상유강승과인자

亦不可抑忍, 久而不泄, 致癰疽。若年過六十而有數旬不得交接,
역불가억인 구이불설 치옹저 약년과육십이유수순부득교접

意中平平者, 可閉精勿泄也。"
의중평평자 가폐정물설야

옥방비결에 전하기를, 황제가 소녀에게 물었다.
"교접지도의 요점은 정기를 잃지 않기 위하여 정액을 소중히 하는 데 있다. 만약에 아이를 갖고자 하면 어떻게 사정하면 되겠는가?"

소녀가 대답했다.
"사람마다 체질이 강하거나 허약한 차이가 있고 연령에도 노장의 차이가 있는 법입니다. 각자가 자신의 기력에 따라야 하고 억지로 강한 쾌락을 좇아서는 안 됩니다. 억지로 쾌락만 추구하면 반드시 몸을 해치게 됩니다.
따라서 남자가 15세에 원기가 왕성한 자는 하루에 2번 사정해도 좋으며, 약한 자는 하루에 1번 사정하면 됩니다.
20세에 왕성한 자는 하루에 2번, 약한 자는 1번 사정합니다.
30세에 왕성한 자는 하루에 1번, 약한 자는 2일에 1번 사정합니다.
40세에 왕성한 자는 3일에 1번, 약한 자는 4일에 1번 사정합니다.
50세에 왕성한 자는 5일에 1번, 약한 자는 10일에 1번 사정합니다.
60세에 왕성한 자는 10일에 1번, 약한 자는 20일에 1번 사정합니다.
70세에 왕성한 자는 30일에 1번, 약한 자는 결코 사정을 해서는 안 됩니다."

또 소녀의 법은 다음과 같이 기술하고 있습니다.
"20세인 자는 4일에 1회, 30세는 8일에 1회, 40세는 16일에 1회, 50세는 21일에 1회, 60세인 자는 평생 정액을 가두어 다시는 사정하지 말아야 합니다. 만약 체력이 아직 강하다면 한 달에 한 번 사정해도 무방합니다.
대개 기력이 월등하게 강하다고 느껴지는 사람은 억지로 참지 않아도 됩니다. 만약 오래 참고 사정하지 않으면 악성 종기가 생기게 됩니다.
만약 60세가 넘은 자가 수십 일 동안 교접하지 않아도 마음이 고요하다면, 정액을 가두고 사정하지 말아야 합니다."

동양 성의학에서는 곶감학설을 근간으로 정액을 아끼는 성생활을 강조했다. 남성은 사정을 되도록 줄이면 줄일수록 좋다. 하지만 성에너지의 순환이 원활하지 않은 상태에서 오랜 기간 억지로 사정을 참는 것도 여러 문제점을 야기할 수 있다.

우선 전립선에 정액과 에너시 울혈을 초래하여 전립신의 비대를 불리일으킬 수 있다. 성에너지가 전립선 부근에 쌓임으로써 골반 부근이 뻐근하고 불편하며 과다한 성욕구에 시달리기도 한다. 물론 이런 문제점은 골반을 많이 풀어주는 운동이나 전립선 마사지 등으로 예방하거나 해소할 수도 있다. 그리고 궁극적으로는 호흡을 통해 성에너지를 전신으로 순환시켜 자연스럽고 편안하게 비사정의 기간을 늘려나가야 한다.

하지만 성에너지의 자연스런 순환이 원활하지 않은 경우나 아기를 잉태하기 위해서는 적절한 횟수의 사정을 해줄 필요가 있다. 소녀경은 나이와 건강상태에 따라 체력에 무리가 가지 않는 적절한 사정 횟수를 제시했다. 소녀가 먼저 제시한 사정 횟수는 『옥방비결』에 기재된 내용으로 다음과 같다.

	건강한 사람	허약한 사람
20대	2회 / 1일	1회 / 1일
30대	1회 / 1일	1회 / 2일
40대	1회 / 3일	1회 / 4일
50대	1회 / 5일	1회 / 10일
60대	1회 / 10일	1회 / 20일
70대	1회 / 30일	사정금지

그 다음 『소녀경』이 제시한 사정 횟수는 『천금방(千金方)』에 기재된 내용과 같은 것으로 다음과 같다.

	건강한 사람
20대	1회 / 4일
30대	1회 / 8일
40대	1회 / 16일
50대	1회 / 21일
60대	1회 / 30일(건강한 자) 사정금지(허약자)

일본의 의학서 『의심방(醫心方)』에는 계절별로 성교 횟수에 관한 기록도 전해진다. 봄에는 3일에 1회, 여름과 가을에는 한 달에 1회, 겨울에는 정이 폐쇄되기 때문에 아예 사정해서는 안 된다.

고대 동양의학에서는, 모든 생물은 봄, 여름, 가을, 겨울의 4계절에 따라 생(生), 장(長), 수(收), 장(藏)을 되풀이한다고 말한다. 봄은 양기가 충만한 계절이므로 많이 사정해도 좋지만, 겨울은 음기가 많은 계절이므로 사정을 되도록 적게 해야 한다는 이론은 동양의학 이론에 근거하고 있다. 건강한 섹스를 하기 위해 가장 좋은 달은 남성의 정자수가 증가하는 4, 5월이다. 그 다음 가을, 여름, 겨울 순이다.

현대의학에서는 정액 성분이 정상으로 회복되는 생물학적 회복기 기준으로 3~5일에 한 번을 적절한 성교 횟수로 생각한다. 옛날 유럽의 예를 보면, 그리스의 철학자 소크라테스는 10일에 한 번, 개신교의 루터는 1주일에 한 번이 적당하다고 말했다고 하나 모두 연령별 차이는 명시하지 않았다.

필자의 견해와 체험으로 보면 『소녀경』에서 두 번째로 제시한 기준에 가깝다. 『소녀경』에서 첫 번째로 제시한 사정 횟수는 많은 현대인들이 행하고 있는 수준이지만, 몸에 다소 무리가 되지 않나 생각된다.

10대	주 3회
20대	주 2회
30대	주 1회
40대	2주 1회
50대	월 1회
60대	사정금지

이 횟수는 섹스가 아닌 사정을 기준으로 한 것이다. 섹스는 이 기준보다 많이 하되 사정 횟수를 적절하게 절제하라는 말이다. **심신이 충전되는 에너지오르가즘을 느끼는 비사정 섹스는 그 횟수가 어느 정도 많아도 상관 없다.** 물론 비사정 섹스도 너무 무리하면 심신의 피로를 초래할 수 있으니 적절한 절제가 미덕이다. 비사정 섹스라도 주 2~4회 정도가 적절하다고 볼 수 있다. 주 2~4회 정도 섹스를 하더라도 연령별로 사정 횟수를 위의 기준에 맞추어 절제하면 그것이 정력과 성기능을 오랫동안 유지하는 교접의 도가 된다.

또한 성교할 때 사정의 시기와 사정량 등, 사정의 테크닉도 중요하다. 사정을 하더라도 기력을 덜 손상시키고 오히려 몸에 보익되는 사정의 테크닉을 운용할 줄 알아야 한다. 성고전 『동현자(同玄子)』를 통해 사정의 적절한 시기와 성에너지 순환법인 환정 비법, 그리고 사정량에 대해 공부해 보자.

"대개 사정하고 싶은 느낌이 들 때, 여성이 느끼는 쾌감의 정도를 미리 가늠하여 정점을 함께 맞추어 동시에 사정해야 한다.

남성은 얕게 빼서 금현(琴弦: 음핵소대)·맥치(麥齒: 소음순) 사이를 노니는데, 어린아이가 젖을 물듯이 옥경의 끝으로 깊이 넣었다 얕게 뺐다 해야 한다. 그와 동시에 눈을 감고 정신을 집중시켜 혀를 아래 턱에 붙이고 등을 굽히며, 머리는 당기고 콧구멍을 크게 벌린 채 어깨를 움츠리듯이 하여 입을 다물고 숨을 들이마시면 정기는 곧 다 올라오게 된다.

사정하는 양의 절감은 사람에 따라서 반드시 차이가 있는데 이 방법을 사용한다면 십분의 2, 3 정도 밖에 사정하지 않게 된다."

－『동현자(同玄子)』

우리는 이 인용문에서 사정의 세 가지 원칙을 도출할 수 있다.

첫 번째는 여성이 절정에 이른 후에 사정해야 한다는 것이다. 『동현자(同玄子)』의 인용문에서는 남녀가 함께 클라이막스에 올라야 한다고 권고하고 있다. 하지만 여성이 절정에 오름과 동시에 사정하면 남성보다는 여성에게 에너지 보탬이 더 된다.

여성이 절정에 오르기 전에 남성이 사정하면 최악이다. 여성의 물에 의해 남성의 불이 꺼져 익사해버리는 격인 것이다. 그러면 여성의 물이 끓어 수증기가 되지 않으므로 남성은 여성의 에너지를 충족시키지도 못하고, 남성 자신도 여성의 에너지를 취하지 못하여 에너지 소진만 극심해진다.

남성이 여성이 절정에 오름과 동시에 사정하면 여성을 충족시켜주면서 남성 자신도 어느 정도 충족이 된다. 하지만 여성의 절정 에너지에 남성의 사정에너지가 강하게 빨려 들어감으로써 여성이 더 보익되는 상황이 된다. 그런데 여성이 절정에 오른 후 잠시 있다가 사정하면, 남성은 여성의 절정 에너지를 한껏 받아 충족된 이후이므로 남녀가 함께 에너지가 더욱 상승하게 된다.

두 번째는 사정하기 전에 흥분에너지를 몸 전체로 충분히 순환시키고 충전하는 법을 제시하고 있다. 남성은 깔짝깔짝 얕게 삽입하는 것부터 시작해서 남녀의 성에너지를 충분히 달구고 전신에 충전시켜야 한다. 최소 애무 20분, 느리고 부드러운 삽입 위주로 30분~1시간 정도 자극하면 충분히 흥분에너지가 몸 전체로 충전될 것이다. 흥분된 성에너지를 순환시킬 때는 위의 인용문에서 기술한 환정 기법들을 활용하면 효율적인 에너지 순환이 가능하다. 기술된 환정 기법이 다소 모호하긴 하지만 핵심 동작을 제법 포함하고 있다.

빠른 사정은 에너지의 탈진을 더욱 부채질한다. 사정을 해도 흥분에너지를 충분히 재흡수하거나 순환한 후에 사정하면 에너지의 손실을 줄이거나 에너지를 더욱더 충전할 수 있다. 남녀 간에 음양에너지도 조화롭게 교환되어 서로를 더욱더 북돋아준다.

한약재를 은근한 불로 천천히 오랜 시간 우려내듯이, 부디 느리고 부드러운 자극 위주로 사랑을 느긋하게 나누기 바란다. 그런 후 연령별로 권장된 사정 횟수에 따라 가끔씩 사정해주면 몸에 무리가 따르지 않는다.

오르가즘에너지의 순환이 원활하지 않은 상태에서 오랜 기간 비사정을 억지로 감행하는 것도 바람직하지는 않다. 골반과 성기관에 정액과 성에너지가 과도하게 쌓이면 우선 전립선에 무리가 가며, 골반의 묵직함이나 울혈감이 커져서 불편해진다. 동시에 골반에 분출하지 못한 성에너지가 쌓여서 과도한 성욕에 시달리기도 한다.

세 번째 사정 테크닉은 최소량으로 사정해야 한다는 것이다. 충분히 성에너지를 순환시킨 후에 사정하면 사정량은 줄어든다. 한약재를 충분히 우려내면 찌꺼기가 줄어드는 이치와도 같다.

혹은 모두 다 사정하지 않고 사정액의 일부만 사정하여 성에너지의 울체를 덜어내는 〈부분 사정법〉도 구사하면 좋다. 성근육이 강하게 발달하여 사정 조절력이 길러지면 마음먹은 대로 사정량을 조절할 수 있게 된다.

제21강

·

정력의 성쇠를 알 수 있는
다섯가지 징후

《玉房秘訣》云:
옥 방 비 결 운

彩女曰："男之盛衰, 何以為候？"
채 녀 왈　남 지 성 쇠　하 이 위 후

彭祖曰："陽盛得氣, 則玉莖當熱, 陽精濃而凝也。其衰有五：一
팽 조 왈　양 성 득 기　즉 옥 경 당 열　양 정 농 이 응 야　기 쇠 유 오　일

曰精泄而出, 則氣傷也；二曰精清而少, 此肉傷也；三曰精變而
왈 정 설 이 출　즉 기 상 야　이 왈 정 청 이 소　차 근 상 야　삼 왈 정 변 이

臭, 此筋傷也；四曰精出不射, 此骨傷也；五曰陰衰不起, 此體傷
취　차 근 상 야　사 왈 정 출 불 사　차 골 상 야　오 왈 음 쇠 불 기　차 체 상

也。凡此衆傷, 皆由不徐交接, 而卒暴施瀉之所致也。治之法, 但
야　범 차 중 상　개 유 불 서 교 접　이 졸 폭 시 사 지 소 치 야　치 지 법　단

御而不施, 不過百日, 氣力必致百倍。"
어 이 불 시　불 과 백 일　기 력 필 치 백 배

옥방비결에 전하기를, 채녀가 팽조에게 물었다.
"남성 정력의 성쇠는 어떤 징후로 알 수 있습니까?"

팽조가 대답했다.
"양기가 성하고 기운을 얻으면 음경에 열이 나고, 정액은 짙고 엉기게 된다.
정기가 쇠퇴하면 다섯 가지 조짐이 나타난다.
첫째, 정액이 저절로 새어나오는데 이것은 기상(氣傷), 즉 정신이 손상을 입은 것이다.
둘째, 정액이 묽고 적게 나오는데 이것은 육상(肉傷), 즉 육체가 손상을 입은 것이다.
셋째, 정액이 변하여 악취가 나는데 이것은 근육이 손상을 입은 것이다.
넷째, 정액이 나오지만 힘차게 사출하지 않는데 이것은 뼈가 손상을 입은 것이다.
다섯째, 정력이 쇠약하여 발기되지 않는데 이것은 신체 전체가 손상을 입은 것이다.
이러한 손상은 모두 서서히 교접하지 않고 갑자기 난폭하게 교접하여 사정하는 것이 원인이다.
이것을 치료하는 방법은 교접하되 사정하지 않는 것인데, 100일이 되기 전에 기력이 반드시 백 배로 증강된다."

동양의학에 따르면 남성 정력의 성쇠는 칠상(七傷)과 함께 다섯 가지 징후인 오쇠(五衰)로 판단할 수 있다.

칠상의 증세부터 살펴보면 다음과 같다. 첫째 음부에 땀이 흐르는 음한(陰汗), 둘째 성기가 위축되는 음쇠(陰衰), 셋째 정액이 묽어지는 정청(精淸), 넷째 정액이 적어지는 정소(精少), 다섯째 음낭 밑이 냉습하고 가려운 음하습양(陰下濕癢), 여섯째 소변의 횟수가 빈번해지고 시원하지 않은 소변삭소(小便數少), 일곱째 성교 불능증인 음위(陰痿)라는 일곱 가지 증세이다.

칠상(七傷)의 증세에는 성기와 성기 주변의 차고 습한 열악한 상태에서부터 성기의 허약이나 발기부전, 묽어지고 적어지는 정액의 상태, 그리고 자주 소변이 마렵고 찔끔찔끔 나오는 소변의 상태까지 포괄하고 있다. 즉 성기 주변의 상태와 발기력, 정액과 소변의 상태를 보아 정력의 정도를 파악할 수 있다는 것이다.

칠상(七傷)과는 다소 다르게 『소녀경』의 오쇠(五衰)는 주로 정액의 상태를 통해 남성 정력의 정도를 가늠하는 기준을 제시하고 있다. 먼저, 정신적으로 산란하거나 긴장할 때는 발기가 제대로 되지 않을 뿐만 아니라 정액이 저절로 새어나온다. 피로하거나 육체적 상해가 있으면 정액이 묽고 적게 나온다. 근육의 상해가 있으면 정액에서 악취가 나고, 뼈의 상해가 있으면 힘차게 사정하지 못한다. 뼈는 신장에 속하고 뼛속까지 병이 있다면 신체가 깊이 쇠약해진 상태이므로 사정이 약할 수밖에 없을 것이다. 아예 발기가 되지 않을 정도면 신체 전체가 극도로 쇠약해진 상태로 봐야 한다.

"양기가 성하고 기운을 얻으면 옥경에 열이 나고, 정액은 짙고 엉기게 된다."고 했듯이 단단하고 뜨거운 발기와 건강한 정액의 상태는 양기가 성하고 기운이 넘치는 정력의 상징으로 봐도 무방하다.

정액은 부고환, 정관, 정낭, 전립선, 쿠퍼선 등의 부생식선에서 분비되는 액체로 구성되고, 사정 과정에서 순차적으로 배출된다. 사정 전에 쿠퍼선을 포함한 요도선에서 남성의 윤활액인 소량의 점액이 분비되고, 다음으로 소량의 정자를 포함한 전립선액, 이후 다량의 정자를 포함한 정관팽대부 분비액이 전립선액과 함께 배출되고, 마지막으로 정낭에서 사정관으로 분비액이 배출된다.

사정의 양이 0.5cc에서 12cc에 이를 정도로 많은 차이가 나지만, 평균 약 3cc 내외, 즉 티스푼 하나 정도의 분량으로 보면 된다. 그러나 1cc 이하의 소량일 경우 〈소정액증〉이라고 하여 역행성 사정이나 전립선, 정낭의 기능장애 또는 부적절한 정액 채취 등이 그 원인이 될 수 있다. 6cc 이상일 경우에는 〈다정액증〉이라고 하여 남자의 10% 정도에서 발견된다. 이 경우 정자의 농도가 떨어지므로 정액의 양이 많다고 해서 반드시 정력이 강한 것은 아니다.

평균 약 3cc 정도의 1회 사정량 중 정낭액은 약 2.5cc 정도로, 노란색을 띠는 액체로서 정자의 영양분이 되고 정자의 이동을 도우며 주로 정액을 응고시키는 물질(semenogelin)이 많다. 그리고 전립선액은 약 0.5cc 정도로, 사정 후 정자가 활동할 수 있도록 정액을 용해시키는 물질(PSA)이 많이 들어있다. 또한 전립선에서 분비되는 산성인산화효소, 구연산, 아연 등은 사정액의 전반부에서 높은 농도를 유지하며 정낭에서 분비되는 프로스타글란딘, 과당 등은 사정액의 후반부로 갈수록 농도가 증가한다.

정액은 80~90%가 수분이고 유기물질이 8~10% 정도, 단백질이 2~6%, 지방질이 0.2% 정도이다. 구성비율을 보면 쿠퍼선액과 같은 요도분비액이 약 1~5% 정도이고 전립선액이 약 30% 그리고 정낭액이 약 60% 된다. 고환에서 만들어지는 2~3억 마리의 정자는 정액의 약 1~5%에 지나지 않는다.

정상적인 남성의 경우 고환에서 단백질의 합성을 통해 정자가 만들어지는 기간이 약 74일 정도 걸린다. 생성된 정자가 부고환과 정관을 통과하며 성숙하는 데만도 20여 일이 소요되므로 사정을 위해 정관의 끝 부분인 팽대부에 저장되기까지는 무려 94일이 소요되는 셈이다.

사정된 정액은 처음엔 젤리모양으로 응고되었다가 5~30분이 지나면 물처럼 액화된다. 이는 정낭액의 단백질 응고효소에 의해 응고되었다가 시간이 지나면서 전립선의 단백질 분해 효소에 의해 액화되는 것이다. 처음에 젤리모양으로 응고되는 것은 여성을 임신시키기 위해 질 내에서 잠시 고여있게 하기 위한 것이다.

정액의 색깔은 보통 투명하지 않은 유백색을 띤다. 그런데 정자가 적을 때는 반투명의 유백색, 정자가 많을 때는 노란색을 띤 불투명한 유백색이다. 너무 누렇다거나 갈색, 붉은 색을 띤 정액은 생식기 감염을 의미할 수도 있으니 전문가의 검진이 필요하다. 그리고 정액의 냄새는 밤꽃냄새와 비슷한 비린내가 나는데, 이것은 전립선액 내 스페르민(spermine), 스페르미딘(spermidine) 등의 폴리아민류 효소가 산화될 때 생기는 휘발성 알데하이드 때문이다.

"양기가 성하고 기운을 얻으면 정액은 짙고 엉기게 된다."는 간단한 말은 현대의학이 밝혀낸 건강한 정액의 상태를 대부분 표현하고 있는 듯하다.

정력이 쇠퇴하여 정액에 이상이 생기는 원인은 무엇일까? 물론 수많은 원인이 있겠지만 『소녀경』은 서서히 교접하지 않고 갑자기 난폭하게 교접하여 자주 사정하는 것을 주요 원인으로 꼽고 있다. 급하게 자주 사정하면 흥분된 정기를 몸에 충전시켜 보익할 시간도 없이 밖으로 하염없이 소진만 시킬 수밖에 없다. 그러면 조기에 정력이 쇠퇴될 수밖에 없을 것이다.

그렇다면 정력의 쇠퇴를 치료하는 방법은 명백하다. 바로 교접하되 사정하지 않는 것이다. **접이불루를 실천하면 100일이 되기 전에 기력이 반드시 백배로 증강된다는 말은 다소 과장은 있을지언정 허튼소리는 아니다.** 오쇠는 남자의 신기(腎氣)가 손상되어 초래된다. 그러므로 신장의 정(精)을 보충하기 위해선 정기(성에너지)를 흥분시켜 활성화시키되 신체 밖으로 낭비하지 않는 접이불루가 최선의 방책일 것이다. 흥분된 성에너지는 여전히 잠자고 있는 원기를 깨워낼 것이며, 깨워진 원기는 몸 전체로 순환되고 충전되어 내부 장기와 내분비샘, 두뇌 세포 등을 건강하게 만들어줄 것이다.

공신력 있는 의학논문에 따르면 금욕을 3주 동안 한 경우, 혈액에서 높은 수치의 테스토스테론이 검출되었다고 한다. 다 알다시피 테스토스테론은 근육을 형성시키는 역할을 하는 호르몬이다. 특히 정액을 과도하게 소모할 경우, 테스토스테론 형성에 관여하는 셀레늄, 아연 등이 소모되어 근육 형성에 문제가 생길 수 있다. 단편적인 의학 실험의 결과일 뿐이지만 이런 연구는 『소녀경』이 강조하는 접이불루의 효과를 입증하기에 충분하다.

제22강
·
성생활의 금기사항

黃帝曰：“人之始生，本在於胎合陰陽也。夫合陰陽之時，必避九
황제왈　인지시생　본재어태합음양야　부합음양지시　필피구

殃。九殃者，日中之子，生則歐逆，一也。夜半之子，天地閉塞，
앙　구앙자　일중지자　생즉구역　일야　야반지자　천지폐색

不瘖則聾盲，二也。日蝕之子，體戚毀傷，三也。雷電之子，天怒
불음즉농맹　이야　일식지자　체척훼상　삼야　뇌전지자　천노

興威，必易服狂，四也。月蝕之子，與母俱兇，五也。虹蜺之子，
흥위　필역복광　사야　월식지자　여모구흉　오야　홍예지자

若作不祥，六也。冬夏日至之子，生害父母，七也。弦望之子，必
약작불상　육야　동하일지지자　생해부모　칠야　현망지자　필

為亂兵風盲，八也。醉飽之子，必為病癲，疽痔有瘡，九也。”
위란병풍맹　팔야　취포지자　필위병전　저치유창　구야

266

"인간 생명의 시작은 남녀 음양의 교합에 근본한다. 음양이 교합할 때 반드시 구앙, 즉 아홉 가지 화를 피해야 한다. 구앙은 다음과 같다.

일앙은 대낮 정오에 수태된 아이는 구역질을 한다.

이앙은 한밤중 자정에 수태된 아이는 이때 천지가 폐색되었기 때문에 벙어리가 아니면 귀머거리, 장님이 된다.

삼앙은 일식 때 수태된 아이는 몸이 허약하다.

사앙은 번개가 칠 때 수태된 아이는 하늘이 노한 시기이므로 정신병자가 된다.

오앙은 월식 때 수태된 아이는 어머니와 함께 흉운을 당한다.

육앙은 하늘에 무지개가 나타났을 때 수태된 아이는 상서롭지 못하다.

칠앙은 동짓날이나 하짓날 수태된 아이는 부모가 상해를 입는다.

팔앙은 반달이나 보름달에 수태된 아이는 반드시 싸우기를 좋아하는 아이가 된다.

구앙은 취하거나 배부를 때 수태된 아이는 반드시 간질, 치질, 악성 종양, 피부병 환자가 된다."

房中禁忌：日月晦朔，上下弦望，六丁六丙日，破日，月廿八，日月
방중금기 일월회삭 상하현망 육정육병일 파일 월입팔 일월

蝕，大風甚雨，地動，雷電霹靂，大寒大暑，春秋冬夏節變之日，
식 대풍심우 지동 뇌전벽력 대한대서 춘추동하절변지일

送迎五日之中，不行陰陽。本命行年禁之重者：夏至後丙子丁
송영오일지중 불행음양 본명행년금지중자 하지후병자정

丑，冬至後庚申辛酉，及新沐頭，新遠行，疲倦，大喜怒，皆不可
축 동지후경신신유 급신목두 신원행 피권 대희노 개불가

合陰陽。至丈夫衰忌之年，皆不可妄施精。
합음양 지장부쇠기지년 개불가망시정

素女論曰："五月十六日，天地牝牡日，不可行房。犯之，不出三年
소녀론왈 오월십육일 천지빈모일 불가행방 범지 불출삼년

必死。何以知之？但取新布一尺，此夕懸東墻上，明日視之，必
필사 하이지지 단취신포일척 차석현동장상 명일시지 필

有血色，切忌之。"
유혈색 절기지

방중 금기는 음력 매달 초하루와 그믐(마지막 날), 상현(음력 7일과 8일)과 하현(음력 22일과 23일)과 망일(보름), 정일과 병일(고대에 천간지지의 육십갑자로 날짜를 기록하였는데 한 갑, 즉 60일 중에 여섯 개의 정일이 있고 여섯 개의 병일이 있다. 정과 병은 오행에서 화, 즉 불에 속하므로 불길하다), 파일(破日, 음력으로 매월 초닷샛날, 열 나흗날 및 스무 사흗날을 이르는 말), 매달 28일, 일식과 월식, 광풍이 불고 폭우가 쏟아지는 날, 지진이 일어나는 날, 뇌성벽력이 치는 날, 몹시 춥거나 더운 날, 춘하추동의 계절이 바뀌는 입춘, 입하, 입추, 입동날, 그리고 송구영신 5일간은 남녀 교합을 하지 않습니다.

자기가 난 해와 같은 지지(地支)의 해에 특히 금해야 할 날은, 하지 이후의 병자일, 정축일, 동지 이후의 경신일, 신유일, 그리고 목욕 직후, 멀리 걸어서 방금 왔다거나 몹시 피곤하거나 대단히 기쁘거나 노하거나 하면 교합해서는 안 됩니다. 남자는 쇠퇴하는 나이가 되면 함부로 사정해서는 안 됩니다.

소녀가 말했다. "5월 16일은 천지의 기가 교합하는 날이니, 교합해서는 안 됩니다. 만약 이를 범하면 3년 내에 반드시 죽습니다. 그것을 어떻게 알 수 있는가? 새 옷감 한 자를 이날 저녁 동쪽 벽에 걸어두고 다음 밝은 날 보면 반드시 핏빛이 납니다. 이 날은 반드시 금해야 합니다."

동양의학은 인체를 하나의 소우주로 보았고, 그 소우주를 돌아가게 하는 가장 큰 원동력은 성에너지라고 생각했다. 따라서 성에너지가 건강하면 건강할수록 소우주(인체)는 더욱 활발히 돌아가고, 반대로 성에너지가 건강하지 않을수록 우리의 인체는 비정상적으로 움직이게 된다. 여기서 건강한 성에너지를 갖기 위해서는 적당한 운동을 하고, 파트너에 대한 애정이 기반이 된 성생활을 해야 한다는 것은 누구나 잘 알고 있을 것이다.

그렇다면 그 반대의 경우, 즉 건강하지 않은 성에너지란 구체적으로 어떤 경우를 말하는 것일까?

이를 설명하기에 앞서, 고대의 성의학서들이 명시한 〈남녀 교합 시 피해야 할 금기사항〉 중 한 가지를 예로 들어보자. "극심한 폭풍, 지진, 일식과 월식 같이 천지가 어두울 때, 너무 춥거나 더울 때 등 나쁜 날씨에 하는 섹스는 건강에 해로우니 피해야 한다."

이를 다시 말하면, 날씨가 온화하지 않을 때의 섹스는 남녀의 성에너지에 부정적 영향을 주므로 하지 않는 것이 바람직하다는 이야기이다.

고대의 성의학서들은 이처럼 부정적인 성에너지를 몸 안으로 끌어올 수 있는 상황을 아주 자세하게 설명하며 이를 일종의 〈섹스 금기사항〉으로 지정해 놓았다. 『소녀경』의 구앙(九殃), 『옥방비결』의 칠상(七傷), 『산경(産經)』의 오관(五觀) 등으로 명시되어 있듯이, 그 금기사항은 날씨와 시간은 물론 장소와 사람의 심리 상태 등을 모두 포함하고 있다.

사실 고대 성의학서들이 언급한 금기를 제대로 따르자면 1년 중 섹스를 해도 괜찮은 날이 별로 없을 정도이다. 하지만 그들의 가르침을 절대 무시할 수 없는 이유가 있다. 이러한 금기사항들이 자신과 파트너의 건강은 물론 사랑하는 2세에까지 영향을 줄 수 있기 때문이다.

세상에는 전기에너지, 소리에너지, 운동에너지, 빛에너지 등 무수한 형태의 에너지가 존재하지만, 인간의 성에너지만이 유일하게 생명을 창조하는 역할을 담당한다. 또한 **이 성에너지는 남녀가 섹스를 통해 정자와 난자가 결합할 때 증폭되며, 그 순간 부모의 육체적, 감정적, 정신적 상태가 아이의 미래에 결정적인 영향을 미치게 된다.**

그런데 그 순간의 성에너지가 부정적 상태의 에너지라면 그 결과가 어떠하겠는가? 본의 아니게 건강하지 못한 아이를 낳는 부모가 될 수밖에 없다는 얘기가 된다.

물론 이는 매우 극단적인 경우이지만, 섹스의 금기사항을 미리 숙지해 놓는 것은 자신과 파트너 그리고 2세의 건강을 위해 매우 유용한 지식이 될 것이다.

섹스 금기사항은 무수히 많지만 다음의 세 범주, 즉 시간의 금기, 장소의 금기, 상황의 금기로 대별하여 이해하면 쉽다.

첫째, 시간의 금기: 하늘의 금기

❶ 날씨는 생식기의 기능과 성에너지인 생체전기 에너지장에 직접적인 영향을 준다. 예를 들어 번개, 극심한 풍우, 지진, 일식과 월식 때와 같이 천지가 어두울 때, 너무 춥거나 더울 때 등 나쁜 날씨에 하는 섹스는 건강에 매우 해롭다. 또한 이때 잉태하여 태어난 아이는 건강이 좋지 않고 병

어리나 귀머거리, 장님, 정신지체가 되기 쉽다. 특히 천둥, 바람이 심할 때 교합하면 혈맥이 들끓게 되어 건강에 치명적일 수 있으니 조심해야 한다.

❷ 건강한 섹스를 하기 위해 가장 좋은 달은 남성의 정자수가 증가하는 4, 5월이다. 그 다음 가을, 여름, 겨울 순이다. 하지만 그믐과 초하루, 상현과 하현의 달, 보름달이 뜬 밤은 음의 기운이 강해 남성이 발기하지 못하거나 정기가 손상되므로 피하는 것이 좋다.

둘째, 장소의 금기: 땅의 금기
❶ 조상의 신주를 모신 사당이나 우물, 부뚜막, 무덤 곁, 햇빛과 달빛이 직접적으로 비쳐드는 곳, 혹은 음산한 기운이 도는 곳에서는 함부로 교합하지 말아야 한다. 일차적으로 마음의 불안을 느껴 섹스가 원활하지 못함은 물론, 훗날 요절을 하거나 예상치 못한 재앙을 당할 수 있으며 나아가 불충하고 불효한 자식을 낳을 확률이 높기 때문이다.

❷ 승용차 안이나 소란스러운 장소, 프라이버시가 보호되지 않는 장소도 피해야 한다. 이 때 교합을 하면 주위의 소란스러움 때문에 성에너지가 귀에 머물거나, 남에게 들키면 어떻게 하나 하는 심정에 여기저기를 살피느라 눈과 마음에 머물러 결국 생식기에는 이르지 못하게 된다. 이러한 이유로 두 사람의 몸이 극심하게 상하게 되고, 이때 잉태한 아이 역시 조화롭고 건전한 성품을 갖기는 어려울 것이다.

셋째, 상황의 금기: 사람의 금기

❶ 슬픔, 우수, 분노 등의 감정이 일어날 때, 특히 다툼이 있은 후의 성 접촉을 반드시 삼가야 한다. 건강한 성에너지를 얻고자 한다면 교합 48시간 전부터 부정적인 감정을 조절하여 편안한 분위기를 확보한 다음에 행하는 것이 좋다.

❷ 자신 혹은 파트너가 중병이 걸려있을 때의 성관계는 피한다. 또한 중병을 앓고 난 후 몸이 완전히 정상화되지 않은 상태에서 섹스를 하는 것도 생명이 위독할 지경에까지 이를 수 있으니 주의해야 한다.

❸ 과음, 과식 후에도 섹스를 삼간다. 영양분의 소화가 아직 덜 된 상태에서 교합을 하면 장기가 붓고 오줌이 부옇게 흐려진다. 특히 술에 취한 상태에서의 섹스는 간 기능을 저하시키는 것은 물론, 과도한 기의 소모로 생명이 단축되는 결과를 초래할 수도 있다.

❹ 방금 소변을 본 뒤 정기가 보충되기도 전에 교합을 하면 경맥이 막혀 통하지 않게 된다. 또한 이때 생긴 아이는 안타깝게도 일찍 죽을 확률이 높다.

신체 균형이 회복되기도 전에 교합하면 식욕이 떨어지고 헛배가 부르며 우울증이 생겨 매사에 격해지기 쉽다.

❺ 섹스 전후에는 무리한 육체노동을 하지 말아야 한다. 피로한 상태에서 교접을 하면 입이 마르거나 소화불량이 일어날 수 있고, 근육과 허리에 무리를 주게 된다. 또한 이때 생긴 아이는 요절하거나 불구가 되기 십상이

다.

휴식 후 새벽의 섹스가 가장 좋다. 야반에서 새벽까지는 양기가 성한 때이고, 오후부터 야반까지가 음기가 성한 때이니 이를 참고하도록 하자.

❻ 방금 목욕을 하고 피부와 머리칼이 채 마르기도 전에 교합을 하면 숨이 가빠져서 심장에 무리를 주게 된다. 또한 이때 잉태한 아이는 성격이 건전하지 못할 가능성이 높다.

❼ 매너리즘에 빠지거나 마치 하나의 오락거리처럼 섹스를 해서는 안 된다. 또한 건강한 성에너지를 보유하기 위해서는 헛되이 자주 사정하지 말아야 한다. 남녀 모두 건강하고 열정적인 기분을 느낄 때만 사랑을 나누도록 하자.

아무리 좋은 시간과 장소를 선택했다 하더라도 정욕을 제멋대로 허비하여 억지로 섹스를 강행하면 신체가 피폐해질 수밖에 없다. 또한 이때 잉태한 자식은 건강하지 못하고 문제가 있다는 점은 두 말 하면 잔소리가 된다.

❽ 『옥방비결』에는 다음과 같은 재미있는 금기사항도 있다. 간음으로 장수할 수 없는 것은 귀신의 노여움을 샀기 때문만이 아니라 자업자득이기도 하다.

가루로 된 미약을 국부에 넣는다든가, 상아로 남근의 모양을 만들어 사용하든가 하면 모두 수명을 단축시키고 노쇠를 재촉해서 요절하게 된다.

제23강

·

귀한 자식을 수태하는
섹스비법

《玉房秘訣》云：
옥방비결 운

素女曰：“求子法自有常體，清心遠慮，安定其衿袍，垂虛齋戒，
소녀왈 구자법자유상체 청심원려 안정기금포 수허재계

以婦人月經後三日，夜半之後，雞鳴之前嬉戲，令女盛動，乃往
이부인월경후삼일 야반지후 계명지전희희 영녀성동 내왕

從之。適其道理，同其快樂，卻身施瀉，下精欲得，去玉門半寸，
종지 적기도리 동기쾌락 각신시사 하정욕득 거옥문반촌

不可過子宮，《千翼》，勿過遠，至麥齒。遠則過子門，不入子戶。
불가과자궁 천익 물과원 지맥치 원즉과자문 불입자호

若依道術，有子賢良而老壽也。”
약의도술 유자현량이노수야

又云：
우운

素女曰：“夫人合陰陽，當避禁忌，常乘生氣，無不老壽。若夫婦
소녀왈 부인합음양 당피금기 상승생기 무불로수 약부부

俱老，雖生化有子，皆不壽也。”
구로 수생화유자 개불수야

276

옥방비결에 전하기를, 소녀가 말했다.

"자식을 얻고자 하는 데는 당연히 지켜야 할 법도가 있습니다.

먼저 마음을 맑게 하고 근심걱정을 멀리 해야 합니다. 의복을 단정하게 갖추어 입고 무념무상으로 재계하고, 여성의 월경이 끝난 지 사흘 후 한밤중 닭이 울기 전에 여자를 마음껏 희롱하여 여성을 극도로 흥분시킨 다음, 방중 교접의 이치에 따라 함께 교합의 쾌감을 누립니다. 사정을 해야 할 때 약간 물러나 옥문 반치 정도에서 하고 자궁을 지나가지 않도록 하십시오. 이때 도를 지나쳐 맥치(소음순)보다 밖으로 빠져 나오면 안 됩니다.『千金翼方』너무 빠져 나오면 자궁의 문에서 떨어져 자궁 안(子戶)으로 정액이 들어가지 못하게 됩니다.

만약 이 방법에 따라 자녀를 수태하면 그는 어질고 착하며 오래 장수할 것입니다."

또 소녀가 말했다.

"무릇 인간의 음양화합에는 금기를 피하지 않으면 안 됩니다. 생기(生氣)가 충만할 때 낳은 자식은 반드시 장생합니다.

하지만 부부가 모두 늙었다면 아이를 잉태하여 낳았다 하더라도, 그 아이는 결코 장생하지 못합니다."

　요즘 들어 아이를 갖지 않는 부부들이 늘어나고 있지만, 원치 않는 불임 부부들 역시 늘고 있다. 아이를 간절히 원하는데도 임신이 되지 않는 경우 그 부부의 고통과 슬픔은 크다.

　점점 늘어나는 만혼은 불임의 큰 원인으로 자리잡고 있을 뿐만 아니라 불임과 기형아 출산의 원인이 되고 있다. 환경오염과 극심한 스트레스는 여성의 배를 차게 하여 자궁의 임신환경을 열악하게 만든다. 남성 역시 복부가 딱딱하게 굳어 있거나 지방이 과도하게 쌓여있으면 성기능이 약해지고 생식기가 안으로 들어가 사타구니에 쪼그라들어 붙어버릴 수도 있다.

　특히 환경호르몬은 남성의 정자 수 감소와 약화를 극심하게 부추기고 있다. 영국의 의학 저널인 휴먼 리프로덕션(Human Reproduction)의 보도에 따르면, 35세 남성의 경우 정자농도가 1989년 1월 정액 ml당 7,360만 개였다. 그러나 2005년에는 4,990만 개로 줄어들었다. 흔히 불임 상한선으로 여기는 ml당 1,500만 개 수준보다는 훨씬 높지만 의학적으로 볼 때 정자 농도가 ml당 5,500만 개 이하인 경우는 임신에 걸리는 시간에 영향을 미칠 수 있다. 정자 질의 다른 지표는 정상으로 간주되는 형태의 정자 비율이다. 그러나 이번 연구에서 그 지표는 같은 기간에 33.4% 감소했다.

　이토록 열악한 현대의 상황에서 우리는 『소녀경』에서 어떤 교훈을 얻을

278

수 있을까? 놀랍게도 『소녀경』은 자식을 얻는 법뿐만 아니라 건강하고 영리한 아이를 낳는 우생학까지 일러주고 있다. 먼저 소녀경의 본문부터 살펴보자.

"자식을 얻고자 하는 데는 스스로 지켜야 할 법도가 있습니다.
먼저 마음을 맑게 하고 근심걱정을 멀리 해야 합니다. 의복을 단정하게 갖추어 입고 무념무상으로 재계하고, 여성의 월경이 끝난 지 사흘 후 한밤중 닭이 울기 전에 여자를 마음껏 희롱하여 여성을 극도로 흥분시킨 다음, 방중 교접의 이치에 따라 함께 교합의 쾌감을 누립니다."

첫 번째로, 『소녀경』은 불임 해결을 위해 성교에 임할 때 마음을 안정시키고 평온히 할 것을 가장 먼저 주문하고 있다. 스트레스나 긴장은 각종 호르몬 분비의 부조화를 유발하고, 특히 여성의 하복부를 냉하게 만드는 원인이 되며, 그로 인해 불임이 될 수 있다.

두 번째로, 닭이 울기 전에 성교를 하라고 하는 것은 잠을 편히 자고 충분히 휴식을 취한 후가 성교에 가장 적합한 시간이라는 의미로 해석할 수 있다. 또한 밤의 자시(밤 11시~새벽 1시)가 지나고 새벽이 밝아오는 시간이 인간에게 생기가 가장 왕성한 때라고 보는 것이 동양 철학의 입장이기도 하다.

세 번째로, 여자를 마음껏 희롱하여 여성을 극도로 흥분시킨 다음, 즉

여성의 오르가즘 후 사정하라는 뜻이다. 이는 여자가 오르가즘을 충분히 만끽한 다음 사정에 돌입해야 쉽게 임신이 된다는 것으로, 현대의학의 관점에서도 상당한 근거가 있는 이야기라 할 수 있다. 오르가즘은 단순히 쾌락만을 위한 것이 아니라 생물학적으로 정자와 난자가 만날 가능성을 극대화시켜 준다.

여성이 성교 시 오르가즘을 많이 느끼면 난소의 성숙과 배란에도 도움이 된다. 또한 오르가즘 동안 회음부의 수축에서 발생하는 신경자극은 자궁과 나팔관의 수축력을 증진시켜서 정자가 자궁강의 대해를 건너는 것을 용이하게 해준다. 마지막으로 여성의 오르가즘은 자궁경의 근육긴장을 30분가량 이완시켜 정자의 통과를 용이하게 해주는 효과도 가져온다.

네 번째는 생기를 기르는 방법으로, 다음의 구절에서 그 원리를 이해할 수 있다.

"무릇 인간의 음양화합에는 금기를 피하지 않으면 안 됩니다. 생기 (生氣)가 충만할 때 낳은 자식은 반드시 장생합니다.
하지만 부부가 다 같이 늙었다면 아이가 잉태된다 하더라도 그 아이는 결코 장생하지 못합니다."

앞 장의 섹스 금기사항에서도 언급했듯이 성에너지를 건강하게 조성하려면 당연히 시간의 금기, 장소의 금기, 상황의 금기를 피해야 한다.
그리고 **생기(生氣)를 충만하게 하려면 잦은 사정을 금하는 것이 더욱 중요하다.** 자주 사정하지 않으면 정자가 증강되고 정기가 축적이 된다. 정자의 수가 많고 그 활동력이 강할수록 건강하고 총명한 자식을 잉태할 수 있다는 것이다. 『옥방비결』은 이렇게 적고 있다.

"자식을 얻으려면 정기를 축적하여 기르고 자주 사정해서는 안 된다. 여자의 월경이 깨끗해진 후 15일 뒤에 교합하여 수태하면 반드시 남자아이이고, 총명하며 재주가 있고 장수하며 고귀하다. 만약 여자아이면 청수하고 어질고 지혜로워 귀인의 배필이 된다.
그리고 언제나 새벽녘에 시간을 택하여 음양을 교합하면 몸이 상쾌해지고 정력도 충실해질 것이다. 이렇게 하여 생긴 자식은 재물을 얻고 장생한다."
-『옥방비결』

섹스를 하되 자주 사정하지 않고 정기를 기르는 것이 정자의 수와 농도를 올려 불임을 피할 수 있는 방법이란 얘기이다. 서양의 한 의학적 조사에 의해서도, 사정하지 않을 때마다 정자의 수가 5~9천만 개 정도 늘어나는 것이 밝혀졌다.

생기의 측면에서 보자면 나이와 잉태 사이에도 분명히 연관성이 있을 것이다. 그래서 부부가 다 같이 늙었다면 그 아이는 장생하기 어렵다고 본 것이다. 『옥방비결』에서도 남성이 100세가 되어 낳은 자식은 장수할 수 없다고 기록하고 있다. 그런데 80세의 남성이라도 15세에서 18세의 여성을 상대하거나 여자 나이 50세일지라도 젊은 남편을 거느리면 장수하는 아이를 가질 수 있다고 기록하고 있다. 남성으로는 찰리 채플린은 73세에 아이를 낳고, 안소니 퀸은 81세에 48세 된 애인 사이에서 딸을 낳았던 실례도 있다.

필자의 견해로는 나이도 잉태에 영향을 끼치는 것이 사실이지만 남녀의 건강상태가 더 중요하지 않나 생각한다. 사실 잉태하기 위해선 자궁의 환경과 정자의 건강 상태가 결정적인 역할을 한다. 그리고 **잉태 시의 태아 상태가 그 아이의 건강과 운명에 많은 부분 기여한다.** 조선의 정조 24년(1800년)에 여류문장가인 사주당 이씨(師朱堂李氏, 1739~1821)가 쓴 『태교신기(胎敎新記)』에는 잉태 시간이 잉태 후 열 달 태교보다 더 중요하다고 강조했다. 그러므로 잉태 후 태교도 중요하지만 잉태하기 전 몸과 마음을 준비하는 과정과 잉태 시 교합의 도가 얼마나 중요한지를 알 수 있다.

참고로 덧붙이자면 성고전에는 미신적인 불임 처방과 남녀 구별 임신법 등과 같은 비과학적인 요소도 포함되어 있다. 오랜 기간 여러 사람이 쓰고 편집하는 과정에서 다음과 같은 미신적 요소가 다소 덧붙여졌으리라.

"부인에게 자식이 없을 경우, 왼손에 팥 27알을 쥐고 오른손으로 남자의 음경을 쥐어 음도에 꽂아 넣으면서 동시에 팥을 자기 입에 넣는다. 남자가 사정할 때 여자가 팥을 넘긴다.
이 방은 효험이 있고 백발백중이지만 여자가 남자의 사정하는 때를 놓치지 않도록 주의해야 한다."
-『옥방비결』

"무릇 자식을 원한다면 여성의 월경이 끝나는 것을 기다렸다가 교접한다. 월경 후 첫날과 사흘 후라면 남자 아이, 나흘과 닷새라면 여자 아이를 낳는다. 5일 이후 교합은 헛되이 정력만 낭비할 뿐, 아무 이득이 없다."
-『동현자』

마지막으로 여성의 면역체계와 관련, 불임을 해결하는 데 도움이 되는 섹스요법을 소개하고자 한다. 이른바 임신 적응력을 높이는 섹스요법이다.

시카고의 세르 불임연구소의 카롤린 쿨램 박사는 "설명되지 않는 불임의 80%는 면역체계와 관련이 있다."고 말했다. 이는 여성의 면역체계가 정자나 태아를 이물질 혹은 적으로 인식하여 불임이나 유산이 되게 하는 경우를 말한다. 질 속의 정자가 모두 죽어버리거나 심지어 어떤 여성은 허벅지에 정액 한 방울이 떨어져도 이상 반응을 일으켜 종기가 생기기도 한다.

태아의 공격성이 일부 임신부에게는 각종 장애를 가져올 수도 있다. 임신중독의 일종인 혈압 상승, 다리가 붓거나 심하면 혼수상태, 경련 등으로 생명의 위협을 받는 자간전증을 비롯해 반복된 유산, 저체중아 및 선천적 기형아 출산 등이 바로 그것이다.

이럴 때 다음과 같은 섹스요법으로 임신적응력을 높일 수 있다.

첫째, 임신 전 적당한 간격으로 정기적인 성관계를 갖는다. 보통의 부부는 첫 섹스 이후 7개월 이상 지나야만 임신에 성공할 수 있다. 이 정도 시간이 흘러야 여성이 남성의 정자와 태아에 대해 거부 반응을 덜 보이게 되기 때문이다.

서두에서 언급한 카롤린 쿨램 박사는 이를 두고 "임신 전 잦은 섹스로 면역체계를 조절하면 쉽게 임신할 수 있다."고 설명했다. 부부 1011쌍을 대상으로 실시한 조사에서도 임신 전 적어도 12개월 동안 성관계를 가진 경우 자간전증이 생길 확률이 5%이지만, 임신 전 4개월 이하만 성관계를 가지면 40%가 자간전증이 생길 위험이 높아진다는 결과가 나왔다.

역시 '하늘을 자주 봐야 별을 딴다!'는 옛 선인들의 말은 틀린 말이 아니다.

둘째, 콘돔은 되도록 쓰지 않도록 한다. 콘돔을 지속적으로 써서 여성이 남편의 정액과 접촉할 기회가 봉쇄될 경우, 자간전증이 생길 위험이 높아진다는 연구결과도 있다.

셋째, 지나친 섹스는 정자의 활동을 떨어뜨려 오히려 불임의 원인이 될 수도 있다. 여성의 생리주기에 따라 불임기에는 섹스를 줄이고 가임기에 맞추어 잦은 섹스를 시도한다. 또한 부부가 함께 조화롭고 만족스런 오르가즘에 도달하게 하여 정자의 활동이 항상 왕성하고 정액의 양이 줄어들지 않도록 주의한다.

넷째, 여러 사람과의 성교는 임신 가능성을 떨어뜨린다. 많은 사람과 상대하는 직업여성은 피임약 복용 여부와 상관없이 임신율이 떨어진다는 연구결과가 있다.

잉태는 후세의 세상을 건강하고 행복하게 만들어가는 신성한 창조행위이다. 부디 『소녀경』의 지혜를 활용하여 우리 세대보다 좀 더 나은 세상을 창조하는 후세를 잉태하길 바란다.

제24강

·

섹스관상학과
방중술의 이상적 여인의 조건

《大淸經》云：
대 청 경 운

黃帝曰：“入相女人, 云何謂其事？”
황제왈 입상여인 운하위기사

素女曰：“入相女人, 天性婉順, 氣聲濡行, 絲發黑, 弱肌細骨, 不
소녀왈 입상여인 천성완순 기성유행 사발흑 약기세골 부

長不短, 不大不小, 鑿孔居高, 陰上無毛, 多精液者；年五五以
장부단 부대불소 착공거고 음상무모 다정액자 연오오이

上, 三十以還, 未在産者。交接之時, 精液流漾, 身體動搖, 不能
상 삼십이환 미재산자 교접지시 정액류양 신체동요 불능

自定, 汗流四逋, 隨人擧止。男子者, 雖不行法, 得此人由不為
자정 한류사포 수인거지 남자자 수불행법 득차인유불위

損。”
손

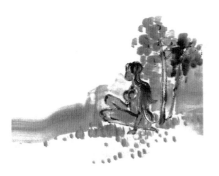

대청경에 이르길, 황제가 물었다.
"여자를 선택하는 데는 어떤 면을 봐야 하는가?"

소녀가 대답했다.
"여성을 선택하는 데는 천성이 온순하고 목소리에 윤기가 있으며, 가는 머리칼은 칠흑 같이 검고, 살결이 보드랍고 골격이 가늘고, 키가 크지도 작지도 않고 몸은 뚱뚱하지도 여위지도 않았으며, 음부가 올려 붙어있고 음부에 음모가 없고 음액이 풍부한 여자를 골라야 합니다. 그리고 나이는 25세에서 30세까지로 아직 출산 경험이 없는 여인이어야 합니다.
이러한 여성과 교접을 할 때 음액이 넘쳐나고, 몸은 요동을 쳐서 가만히 있지 못하고 땀을 비오듯 흘리는데 상대방에게 순응하여 행위를 합니다. 남성이 이런 여성을 얻으면, 법도를 따르지 않더라도 몸을 손상하는 일이 없습니다."

속궁합과 섹스관상학이란?

어떤 사람과는 성관계 후에 기력이 더욱 팔팔해지고, 어떤 사람과는 정신을 못 차릴 정도로 기운이 떨어진다. 과연 속궁합이 존재하며, 방중술에 도움이 되는 호녀(好女)의 관상이 존재할까?

"속궁합이 잘 맞으면 이혼할 가능성이 낮아진다."는 속설이 있다. 물론 남녀의 섹스가 즐겁다 하여 꼭 헤어지지 말라는 법은 없겠지만, 남녀 관계에서 성이 차지하는 비중이 크다는 것만은 틀림없는 사실이다. 얘기인즉슨, 같은 조건이라면 자신과 속궁합이 잘 맞는 사람과 만나는 것이 행복한 사랑을 키워가기가 용이하다는 것이다.

하지만 그렇다고 해서 본격적인 연인 관계로 발전하기 전에 늘 속궁합을 맞춰볼 수는 없는 노릇이다. 아무리 혼전 성관계가 만연해있다 해도 말이다. 그러면 현재 만나고 있는 사람 혹은 앞으로 사귀고 싶은 사람이 자신과 속궁합이 얼마나 잘 맞을지를 알 수 있는 방법은 무엇일까?

동양의 성의학에서는 오래 전부터 직접적인 성관계를 해보지 않고도 상대의 외관을 통해 성적인 능력을 미리 유추해볼 수 있는, 이른바 〈섹스관상학〉이 연구되어왔다. 사실 우리의 몸에는 성기관과 직접적으로 관련된 반사점들이 있다. 섹스관상학은 바로 이러한 인체의 경락 이론과 오랜 세월 동안 축적되어온 경험에 기초한 학문이다.

따라서 우리는 이를 통해 얼굴의 생김새, 머리카락, 목, 손가락 등의 색깔과 구조를 관찰함으로써 상대방의 성기 크기나 모양뿐만 아니라 내적인 성에너지 수준까지도 파악할 수 있다. 또한 섹스관상학은 한 사람의 성적 특성을 파악하여 서로간의 성적 궁합, 그리고 자신의 내적 에너지를 알아내는 데에도 도움을 준다.

그러나 여기서 한 가지 명심해야 할 것이 있다. **섹스관상학은 단지 하나의 가이드라인일 뿐이며, 한 사람의 성적 특성과 능력을 정확하게 파악하기 위해서는 외면의 특징 하나보다 더 많은 요소들을 종합적으로 고려해야 한다는 점이다.** 다음에 제시되는 섹스관상학은 외형을 통해 남녀의 성적 특징을 파악하는 데 참고할 만한 기초적인 사항일 뿐이다.

좀 더 정확한 결과를 얻기 위해서는, 제시된 내용과 함께 그 사람의 성격적 특징이나 자라온 환경 등을 종합적으로 고려해야만 할 것이다.

방중술에서 말하는 이상적 여인, 즉 호녀와 섹스관상학

호녀(好女 혹은 입상여인)는 사내에게 이로움을 주는 여인으로 성적 매력이 넘치고 아이를 잘 낳는 여인이라는 말이다. 이런 여자와 관계를 하면 비록 남자가 법도를 따르지 않더라도 몸을 손상하는 일이 없고, 밤을 새고 행하더라도 조금도 피로하지 않으며, 자식을 낳으면 부귀를 누리게 된다.

『소녀경』, 『삼봉단결』, 『옥방비결』 등에서 추천하는 호녀의 조건을 살펴보면서 아울러 외모로 성적 능력과 성향을 판단하는 섹스관상학을 공부해보자.

첫째는 미청(眉淸)

사람의 눈썹은 사랑과 개성 등 내면적 감정을 표현하는 부위이다. 특히 여성의 경우 그들의 감정 상태는 눈썹을 통해 완전히 드러날 수 있다. 예를 들어 눈썹이 확장되는 것은 슬픔이나 걱정이 있다는 것을 나타낸다. 또한 날아다니고 춤을 추는 듯한 눈썹은 기쁨과 흥분된 상태를 의미한다.

동양에서는 전통적으로 눈과 눈썹을 강조하는 경향이 있었는데, 현대에 와서도 이러한 전통이 그대로 이어져 여성의 눈과 눈썹 화장이 매우 중요시되고 있다. 아이라이너(eyeliner), 아이쉐도우(eyeshadow), 눈썹연필(eyebrow pencil), 속눈썹 컬러(eyelash curler) 등등 눈과 눈썹 화장품의 그 다양함만 보아도 잘 알 수 있다.

아름다운 눈썹을 가진 여성은 눈썹이 굵지도 가늘지도 않으면서 마치 초승달 같은 모양이다. 다음은 팔자 눈썹을 치는데 눈꼬리 쪽이 아래로 처진 눈썹을 말한다.

반면에 눈썹이 한일자로 곧게 된 여성은 기술이 서툴고 애교도 없어서 남자의 마음을 사로잡지 못한다. 또 눈썹이 이어져 있는 여성은 지속력이 약하고 신경질적이다.

가느다란 눈썹은 음모가 빈약함을 나타낸다. 반대로 짙은 눈썹은 음모가 풍부함을 의미한다. 남성의 경우는 짙고 긴 눈썹은 강하고 긴 페니스를 나타낸다. 초승달 같은 눈썹을 가진 남자는 지적이기보다는 성적으로 발달되어 있음을 나타낸다.

눈썹 사이의 공간은 사람의 의식 수준을 나타내기도 한다. 예를 들어 나이를 먹을수록 눈썹 사이의 공간이 넓어지는 경향이 있는데, 이는 점점 현명해지고 관용적으로 변하는 것을 의미한다.

또한 양 눈썹 사이, 즉 제3의 눈에 해당하는 부위는 성기관과 직접적인 연관이 있다. 양 눈썹 사이의 간격은 보통 인지 1개 반 내지 2개의 넓이인데, 이 간격이 넓은 사람은 남성이든 여성이든 강한 성욕을 가지고 있음을 나타낸다. 특히 양 눈썹의 간격이 매우 넓은 여성은 질이 넓은 경우가 대부분이다.

둘째는 안수(顏秀)

눈은 성기관과 직접적으로 연관이 있는 부위이다. 눈을 둘러싸고 있는 고리 근육이 비뇨생식기 계통의 막과 바로 연결되어 있기 때문이다. 흔히 연인들 사이에 하는 윙크는, 성기관 중 고리 근육에 영향을 준다. 그 한 예로 눈을 부드럽게 깜빡이면 눈의 고리 근육과 연결되어 있는 성기관이 활성화되어 에로틱한 감정을 불러일으키고 건강한 성에너지를 발생시킬 수 있다.

동양의학에서는 눈이 영혼의 창이며 신체장기 중 간과 연결되어 있다고 본다. 따라서 눈을 통해 내장기관을 진단하는 것은 물론, 나아가 성적인 능력을 파악할 수도 있다. 눈을 통해 알 수 있는 성적 경향은 다음과 같다.

호녀는 검은 눈동자는 위로, 눈꼬리는 아래로 처져 있는 여성이다. 눈이 너무 크지도 작지도 않고, 눈은 새까맣고 또렷하며 흰 자위는 하얗고 맑다. 짙은 눈동자는 성 행위에 매우 열정적인 사람임을 나타낸다. 여성의 눈이 매우 차분해 보이고 흰 자위가 (충혈된 것이 아닌) 약간의 홍조를 띠고 있는 것은, 성에너지가 넘치고 혈액순환이 좋으며 내장기관이 건강함을 의미한다. 이러한 여성의 질은 열정과 성적 욕망이 충만하여 항상 따뜻하다.

반대로 검은 눈동자가 아래로 치우쳐 위쪽으로 흰자위가 많은 여성은 남성을 쇠약하게 할 우려가 있으므로 경계를 해야 한다.

눈이 큰 것은 뛰어난 성적 능력을 소유하고 있음을 뜻한다. 눈이 큰 여성은 보통 외향적이고 열린 마음의 소유자이다. 예를 들면 눈이 큰 여성은 남성의 접근을 더 잘 받아들인다.

큰 눈을 가진 남성은 섹스 중 감정에 더 깊이 몰입할 수 있기 때문에 사랑을 나누는 데 매우 뛰어난 능력을 가지고 있다고 할 수 있다. 반면 작은 눈의 남성은 여성과 사랑을 나눌 때 감정에 몰입하지 못하고 좀 이성적인 경향이 있다.

셋째는 순홍(脣紅)

여성의 입술은 가장 매력적인 신체부위 중 하나이다. "만약 여성이 눈으로 남성을 사로잡는다면 그것은 지성에 어필하는 것이고, 입술을 통해 남성을 사로잡는다면 섹시함을 어필하는 것이다."라는 말이 있다. 눈을 통해 자신의 진실함을 보여줄 수 있다 하더라도 남녀의 본질을 결정하는 성적 매력은 다름 아닌 입술에서 나온다.

일단 입술의 모양을 통해 알 수 있는 것은 신체의 기본적인 건강 상태이다. 크기와는 상관없이 풍만한 느낌과 대칭적이고 굽은 선을 가진 입술은, 내장기관이 강하고 건강하며 성에너지가 넘치는 상태를 나타낸다.

292

호녀는 발그레한 입술을 가진 여성으로 건강한 증거이다. 입술이 검붉거나 새빨간 여성은 심장마비를 일으키기 쉽다고 한다.

윗입술은 사랑을 주는 성질과, 아랫입술은 사랑을 받는 성질과 관련이 있다. 윗입술이 튀어나온 사람은 보통 애정을 더 많이 그리고 공격적으로 표현하는 경향이 있으며, 아랫입술이 튀어나온 사람은 애정을 주는 것보다 받는 것을 좋아하기 쉽다. 또한 아랫입술이 더 예민한 여성 혹은 남성은 서로 연인관계가 형성되기 전에 사랑에 먼저 빠지고 섹스를 즐기는 경향이 있다.

큰 입을 가진 사람은 대부분 오르가즘 중에 더 큰 소리를 내며, 성적 능력이 뛰어난 사람이 많다. 얇은 입술에 작은 입 그리고 짧은 손가락을 가지고 있는 여성은 대개 짧고 좁은 질 입구를 지니고 있다. 반면 큰 입과 두꺼운 입술은 질 입구가 크고 길다는 것을 암시한다.

입술과 성기는 인체의 양극단으로서 상반되는 성향을 지니고 있다. 따라서 어떤 사람이 끊임없이 말을 하여 입술을 과도하게 사용한다면 이는 에너지가 성적 행위보다는 대화 쪽으로 흘러 성적 능력이 저하되었음을 의미한다.

물론 자신이나 자신의 파트너가 성적 능력이 뛰어난 입술이 아니라 하여 낙심할 필요는 전혀 없다. 입술과 혀를 사용한 섬세하고 관능적인 키스 테크닉을 연마한다면 관상학적으로 좋지 않은 입술이라 할지라도 충분히 상대방을 만족시켜줄 수 있다.

우선 연인을 더욱 효과적으로 자극하기 위해서는 입술이 촉촉해야만 한다. 서로의 촉촉한 입술을 핥는 행위는 성적으로 흥분되어 있으며, 성행위를 할 준비가 되어있음을 뜻한다. 방중술에서는 이것을 '밭을 갈 준비가 되었다'고 표현한다. 이슬을 핥아 먹듯이 서로의 아랫입술과 윗입술을 번갈아 겹쳐가며 상대의 입술을 촉촉하게 빨아들인다.

입술을 촉촉하게 만들었다면 다음을 혀를 사용할 차례이다. 혀를 통한 키스는 흔히 〈영혼의 키스〉라고 하는데, 이는 키스를 할 때 혀의 마주침이 서로의 심장을 연결시켜주기 때문이다. 더 나아가 서로의 임맥과 독맥이 혀를 통해 연결되어 하나의 소주천 에너지 회로가 형성된다. 서로의 혀끼리 섬세하게 터치하기도 하고 상대의 윗잇몸과 입천장 등을 누르는 식으로 다양하게 혀를 놀려 서로의 에너지를 자극해보라.

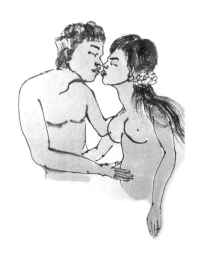

넷째는 치백(齒白)
사람의 치아는 신장과 바로 연결되어 있다. 또한 성적인 힘을 관장하고 있는 장기가 바로 신장이기 때문에 신장과 연결된 치아를 관찰하면 신장이 얼마나 건강한지, 즉 성적 능력이 어느 정도인지를 알 수 있다. 앞니의 중요성은 여기서 그치지 않는다. 우리 몸의 경락 중 위경(胃經)은 위장과 비장, 그리고 앞니를 연결하고 있는데, 위장과 비장은 모든 장기와 인체가 영양분을 공급받는 곳이기 때문에 이와 연결된 앞니의 건강은 매우 중요하다고 볼 수 있다.

　호녀는 치아가 희고 가지런한 여성이다. 작고 아름답게 정렬된 치아를 가진 여성은, 강하고 단정한 성기를 소유하고 있으며 남성을 성적으로 크게 만족시킬 수 있다. 또 치아가 고르면 양기를 충분히 축적하고 있어서 남성의 정기를 함양하는 데 좋은 여성이다. 치열이 나쁜 여성은 병약하고 과도한 섹스를 견디지 못한다.

　튼튼하고 잘 정렬된 치아를 가진 남성은 신장이 튼튼하다. 건강한 신장은 곧 성적 능력과 바로 연결되기 때문에, 그런 남성은 매우 왕성한 정력을 소유하고 있다고 할 수 있다. 큰 치아를 가진 사람은 체모도 거칠며 열정적이고 성적으로도 공격적이다.

　지금까지 언급한 얼굴의 섹스관상과 관련하여 코와 귀도 참고로 살펴보자.

　호흡을 위한 주요 기관인 코는 건강하고 활기찬 성생활을 유지하는 데에도 결정적인 역할을 한다. 코의 콧방울을 통해 우리는 인체의 모든 괄약근을 활성화시킬 수 있는데, 성적으로 흥분했을 때도 콧방울이 벌름거린다. 흥분 시 의도적으로 호흡과 함께 콧방울을 깔때기처럼 열리게 하면 몸 전체의 에너지가 활성화되어 더욱 만족스러운 성적 쾌감을 얻을 수 있다.

　코의 모양과 관련한 성적 능력 혹은 특성을 몇 가지 살펴보자. 우선 작은 코를 지닌 여성은 마음이 따뜻하며 성적으로도 파트너를 잘 만족시켜 줄 수 있다. 넓고 평평한 코를 가진 여성은 조용하고 순종적이며 남자에게 의존하는 경향이 있다. 가늘고 뼈가 드러난 코는 신경질을 잘 내며 까다로

운 성격을 의미한다. 매부리코의 여성은 에너지가 넘치며 성적으로 공격적이고 성격이 거칠다. 코의 뿌리 부분이 꺼져있는 여성은 매우 공격적인 동시에 감정적이다.

또한 코가 작고 납작한 여성은 질이 넓고 길이는 얕다. 코가 긴 여성은 질이 매우 깊다. 길고 큰 코를 지닌 남성은 페니스가 크고 길다.

귀는 특히 여성의 경우 성적인 상징성이 매우 높은 부위이다. 여성의 귀를 연구하면 그녀의 질 위치를 알 수 있을 뿐만 아니라 크기와 모양까지도 어느 정도 파악할 수 있기 때문이다.

여성의 입장에서도 역시 남성의 귀를 통해 그가 얼마나 강하고 활기 넘치며 건강한지를 알 수 있다. 더 나아가 그 사람이 얼마나 오래 살 수 있을지, 경제적으로 부유할지도 귀의 모양과 색깔을 통해 짐작할 수 있다고 한다.

다음은 귀를 통해 알 수 있는 개인의 성적 특성들이다. 작은 귀는 신장의 에너지가 부족하고 정력이 약함을 나타낸다. 귀의 가장자리가 두껍고 살이 많으면 건강 상태가 좋으며 정력이 강하다는 암시이다. 귓불(귓바퀴의 아래쪽에 붙어 있는 살)이 두텁고 큰 귀는 신장이 건강하고 성적 능력이 뛰어남을 의미한다.

가장 이상적인 귀의 형태는, 주위가 두텁고 살이 통통한 것이다. 또한 색깔은 분홍빛에 약간 투명하게 보이는 것이 좋다. 이것은 그 사람의 건강 상태가 좋고 정력이 충만함을 나타내는 표시이다. 예를 들어 여성의 귀가 투명하고, 특히 당황하거나 성적으로 흥분할 때 얼굴보다 붉어지는 것은 건강상태가 양호하며, 따뜻한 인간성을 가지고 있는 동시에 성적인 능력이 뛰어난 것을 의미한다. 남성 역시 흥분할 때 귀가 얼굴보다 붉어진다면 대부분 정력이 매우 강한 사람이다.

다섯째는 부눈발흑(膚嫩髮黑)

호녀는 피부는 부드럽고 머리카락은 검은 여성이다. 피부가 부드럽고 윤기 있으면 몸 안에 독소가 들어있지 않다고 볼 수 있다. 또 머리카락은 신장 기능과 관련이 있어 검은 머리카락은 양기가 왕성하다는 것을 보여준다.

여섯째는 언금성(言金聲)

호녀는 목소리가 맑고 또렷한 여성이다. 천성이 상냥하고 목소리에 윤기가 있는 여성은 관능적이고 원기가 넘쳐흐른다. 또 목소리는 가늘면서도 탁한(허스키) 목소리가 좋다고 한다.

일곱째는 적당하고 아담한 체격

『소녀경』에는 키가 크지도 작지도 않고 몸은 뚱뚱하지도 여위지도 않아야 한다고 기록했다. 크고 튼튼한 다리는 임신 중에 몸을 잘 지탱할 수 있는 힘이 있음을 나타낸다. 넓적다리는 살집이 알맞게 풍부해야 한다.

더 구체적으로 말하자면 신체 각 부위의 칫수를 기록한 것으로 후한 항제(恒帝)의 선비(選妃)에 대한 사항을 기록한 『잡사비신(雜事祕辛)』이라는 책이 있다.

"어깨 넓이는 1자 6치로서, 엉덩이는 어깨 넓이에 비하여 3치가 모자란다. 어깨에서 손가락까지의 길이는 2자 7치, 손가락에서 손바닥까지는 4치로서 화사하게 긴 것이 귀엽다. 가랑이에서 발까지의 길이는 3자 2치, 발의 길이는 8치, 정강이와 발등은 포동포동하고 고와야 하며, 발바닥은 납작하고, 발가락은 짧아야 한다. 사마귀나 곰보가 없어야 한다."

체격과 관련하여 엉덩이 섹스관상도 살펴보자. 여성의 경우, 둔부가 처져있으면 소음순과 대음순의 발육이 나쁘고 성감에 중요한 역할을 담당하는 클리토리스도 잘 발달되어 있지 않을 뿐만 아니라 음핵귀두가 포피 속에 가려 있을 비율도 높은 것으로 알려져 있다. 남성의 경우에도, 엉덩이가 처져 있으면 귀두의 발육이 빈약하다.

엉덩이가 넓은 것은 골반이 크다는 것을 의미한다. 따라서 엉덩이가 넓은 여성은 임신 중에 출산을 비교적 쉽게 할 수 있다. 아래 부위가 위로 올라붙어 있는 엉덩이는 매우 강한 성욕을 의미한다. 반면 위 부분이 튀어나온 엉덩이는 성욕이 약한 것을 나타낸다. 다소 납작한 활 모양의 작은 엉덩이는 중간 정도의 성욕을 의미한다.

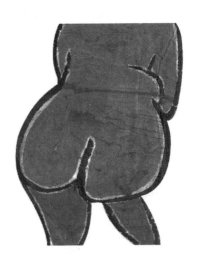

여성의 가슴 섹스관상도 질, 엉덩이, 얼굴과 함께 성적인 특성을 직접적으로 반영한다. 그렇다면 여성의 가슴과 성 능력은 어떠한 연관이 있을

까?

가슴의 크기도 크기이지만 성적 능력과 관련하여 더욱 중요한 것은 가슴을 받쳐주는 근육이다. 가슴을 받쳐주는 근육이 가슴의 모양을 결정할 뿐만 아니라 성기의 발달에 직접적으로 영향을 끼친다. 예를 들어 가슴을 형성하는 근육이 강하고 잘 발달되어 있으면 여성의 질 근육 또한 잘 발달되어 있다. 반대로 가슴 근육이 처져 있으면 질의 조이는 힘도 약하다고 보면 된다.

평평하고 작은 가슴을 소유한 여성은 비교적 성에너지가 부족하다. 좌우 대칭을 이루어 균형이 잘 맞고 탄력 있는 주발 모양의 가슴은 성욕이 매우 강하며 성적으로 매우 열정적임을 나타낸다. 주발보다 큰 공 모양의 가슴을 가진 여성은 성에너지가 더 강한 경우이다. 이런 가슴은 대체로 젖꼭지와 유륜이 잘 발달해 있으며 성적으로도 뛰어난 능력을 가지고 있다. 유두가 위로 치켜져 있는 산 모양의 가슴은 따뜻하고 열정적임을 나타낸다. 추모양으로 쳐져있는 가슴은 탄탄한 근육으로 받쳐져 있으면 성적 능력이 뛰어나고, 그렇지 않으면 약하다.

한마디로, 위로 당당하게 뻗어있고 단단하며 유두가 큰 동시에 유륜이 밝은 분홍색을 띄고 있는 가슴은 자궁이 튼튼하고 건강함을 나타낸다.

여덟째는 무모(無毛) 혹은 촉촉하고 부드러운 음모

머리카락, 눈썹, 음모 등의 체모는 성적 능력과 아주 깊은 관련이 있다. 흔히 털이 풍성하고 윤기 나는 사람은 성적 능력이 강할 확률이 높다.

체모는 여성의 경우 신장의 음에너지에 영향을 받고, 남성의 경우 신장의 양에너지가 관장한다. 그 중에서 성 능력과 직접적으로 연관되어 있는 털은 바로 머리카락이다. 인간의 성에너지를 주관하는 신장이 머리의 상단부와 서로 연결되어 있기 때문이다. 체모는 혈액 속에 있는 여분의 에너지에 의해 생성되고, 피부를 관장하는 폐의 기능에 영향을 받는다.

남성의 털은 양의 기운을 받아 강하고 뻣뻣한 것이 좋으며, 여성의 털은 음의 기운을 받아 부드럽고 매끄러운 것이 좋다. 중국의 고대의학에서는 여성의 좋고 나쁨을 옥문과 겨드랑이의 털을 세밀하게 조사하여 부드럽고 촉촉한지를 기준으로 판단했다. 전신에 가는 털이 발달한 여성은 성적으로 뛰어난 능력을 자랑할 가능성이 높다. 하지만 누런 털과 붉은 털은 남성의 몸을 손상시킨다고 하여 꺼렸다. 그런데 『소녀경』은 '음부에 털 없는 여자랑 자면 재수 없다'는 속설과는 달리, 음부의 무모(無毛)가 호녀라고 언급하고 있어 더 많은 연구와 관찰이 필요할 것으로 보인다.

특히 얼굴에 난 털은 남성의 경우 강한 성적 능력의 또 다른 표시라고 할 수 있다. 예를 들어 턱수염이 많은 남성은 성적 능력도 뛰어나다. 양 볼에 구레나룻이 난 남성 역시 족양명위경의 상단부가 발달한 징표이기 때문에 혈류와 성에너지가 강하고 풍부하다. 또한 가슴 털이 발달한 남성 역시 성적으로 뛰어날 가능성이 높다.

아홉째는 윗지이고 음액이 풍부한 여자

『소녀경』은 여음이 올려 붙어있고 음액이 풍부한 여자를 골라야 한다고 강조했다. 여음이 위쪽에 위치한 윗지는 정상위 체위에 유리하다. 윗지와 함께 대소음순이 발달하고 좌우대칭이면 금상첨화일 것이다.

또한 교접을 할 때 음액이 넘쳐나고, 몸은 요동을 쳐서 가만히 있지 못하고, 상대방에게 순응하여 행위를 하는 여성이어야 한다. 여성의 눈이 촉촉하고 반짝이는 것은 질의 윤활액이 풍부함을 의미한다.

요약해서 말하자면 **붉고 풍만한 입술, 맑고 빛나는 눈, 가지런한 치아, 수려한 턱, 깨끗한 얼굴, 낭랑한 목소리, 예쁜 목과 뒷덜미, 균형 잡힌 몸매, 이 모든 특성은 여성의 성적 능력이 뛰어남을 의미한다.**
이는 남성에게도 그대로 적용되는데, 특히 남성의 경우 넓은 어깨와 깊은 가슴일수록 성적으로 뛰어난 능력의 소유자라 할 수 있다.

현실적으로 이런 조건을 완벽하게 갖춘 남녀는 그리 흔하지 않다. 제 눈에 안경이라고, 호녀의 기준은 상대적이라고 할 수 있다. **자신에게 잘 어울리고 사랑스러우면 바로 그녀가 호녀가 아닐까?**
또한 아무리 호녀라 할지라도 참된 사랑에는 무엇보다 꾸준한 노력이 필요하다. 서로의 결점을 보완해주지 않고 자기 자신을 희생하지 않는다면 그 관계는 오래 지속될 수 없다는 얘기이다. 지금 만나고 있는 상대가 완벽한 소울메이트가 아니라 하여 실망하거나 다른 데로 눈을 돌리지는 말자.
여러 부분이 다르다 해도 서로를 이해하려고 노력하는 커플이라면 그것이 진정한 소울메이트가 아닐까? 평생 함께 살아가는 파트너에게 기를 좀 빼앗긴들 어떠랴! 이런 큰 아량과 사랑의 마음을 가지고 상대를 대하는 것이 부부의 화락과 서로를 살리는 섹스의 첫 걸음이 될 것이다.

제25강

·

귀교의 치료:
성문제로 인한 질병 치유법

彩女曰:"何以有鬼交之病？"
채녀왈　하이유귀교지병

彭祖曰:"由於陰陽不交，情欲深重，即鬼魅假像，與之交通。與
팽조왈　유어음양불교　정욕심중　즉귀매가상　여지교통　여

之交通之道，其有勝於人，久處則迷惑，諱而隱之，不肯告人，自
지교통지도　기유승어인　구처즉미혹　휘이은지　불긍고인　자

以為佳，故至獨死而莫知之也。
이위가　고지독사이막지지야

若得此病，治之法：但令女與男交，而男勿瀉精，晝夜勿息，
약득차병　치지법　단영녀여남교　이남물사정　주야물식

困者不過七日必愈。若身體疲勞，不能獨禦者，但深按勿動，
곤자불과칠일필유　약신체피로　불능독어자　단심안물동

亦善也。不治之，煞人不過數年也。欲驗其事實，以春秋之際，
역선야　불치지　살인불과수년야　욕험기사실　이춘추지제

入於深山大澤間，無所云為，但遠望極思，唯含交會陰陽，三日
입어심산대택간　무소운위　단원망극사　유함교회음양　삼일

三夜後，則身體翕然寒熱，心煩目眩，男見女子，女見男子，但
삼야후　즉신체흡연한열　심번목현　남견여자　여견남자　단

行交接之事，美勝於人，然必病人而難治，怨曠之氣，為邪所淩。
행교접지사　미승어인　연필병인이난치　원광지기　위사소릉

後世必當有此者，若處女貴人，苦不當交。與男交以治之者，
후세필당유차자　약처녀귀인　고부당교　여남교이치지자

當以石硫黃數兩，燒以熏婦人陰下身體，並服鹿角末方寸匕，即
당이석유황수량　소이훈부인음하신체　병복녹각말방촌비　즉

愈矣。當見鬼涕泣而去。一方服鹿角方寸匕，日三，以瘥為度。"
유의　당견귀체읍이거　일방복녹각방촌비　일삼　이차위도

302

채녀(采女)가 팽조에게 물었다.
"어찌하여 귀교(鬼交)라는 병에 걸리는 것입니까?"

팽조가 대답했다.
"음양 교접을 오래 하지 않으면 정욕이 깊이 쌓인다. 그러면 요괴가 사람의 형상을 빌어서 정을 통하게 된다.
귀신과의 교합은 사람과 교접하는 것보다 훨씬 더 황홀하다. 그렇게 오랫동안 교접을 지속하면 점차 현혹된다. 또 남이 알까 그 사실을 감추게 되고 아무에게도 말하지 않으며, 스스로는 좋은 것으로 여긴다. 그러다가 갑자기 혼자 죽게 되어도 주위 사람들은 그 원인을 모른다.

만일 이런 병에 걸리면, 치료하는 방법은 오직 그 여성을 남성과 교접하게 하고 남성은 사정을 하지 않도록 하는 것이다. 밤낮을 쉬지 않고 교접을 하면 중증인 사람이라도 7일 이내에 반드시 낫게 된다. 만일 남자가 피로를 느껴 적극적으로 교접하지 못하면 음경을 깊이 삽입한 채 움직이지 않기만 해도 좋다.

이 병을 고치지 않으면 불과 몇 해 안에 죽게 된다. 이런 사실을 실험해보고 싶다면 봄이나 가을에 깊은 산이나 큰 못 부근에 가서 아무 말도 아무 것도 하지 말고 단지 멀리 바라보면서 남녀 교접만을 골똘히 생각해 보아라. 그러면 3일 낮밤이 지나면 몸에 한열이 나면서 가슴이 답답해지고 눈이 캄캄해지면서 남자는 여성의 환영을, 여성은 남성의 환영을 보게 된다. 그것과 한바탕 교합을 나누면 사람과 교합하는 것보다 기분이 훨씬 더 좋다. 그러나 반드시 병이 나서 고치기 어렵게 된다. 그 남녀가 품은 욕망의 기운에 응하여 요괴의 사기가 침범해 들어오기 때문이다.
이런 사람이 후세에도 반드시 생길 것이다. 만약 처녀나 귀부인이 교접을 하지 못하여 괴로워한다면, 남자와 교합을 하게 하고 유황을 몇 냥 태워 그

연기를 음부에 쏘여주고 동시에 녹각을 가루로 만들어 약숟갈로 하나 분량
만 먹으면 즉시 낫는다. 그러면 귀신이 울면서 떠나가는 것을 보게 된다. 다
른 방법으로는 녹각을 한 번에 한 약숟갈씩, 매일 세 번씩 나을 때까지 복용
해도 된다."

黃帝問素女對曰: "女人年廿八九, 若廿三四, 陰氣盛, 欲得男
황제문소녀대왈　　여인년입팔구　약입삼사　음기성　욕득남
子, 不能自禁, 食飮無味, 百脉動體, 候精脉實, 汁出汚衣裳。
자　불능자금　식음무미　백맥동체　후정맥실　즙출오의상
女人陰中有蟲, 如馬尾, 長三分, 赤頭者悶, 黑頭者沫。治之方:
여인음중유충　여마미　장삼푼　적두자민　흑두자말　치지방
用面作玉莖, 長短大小隨意, 以醬及二瓣綿裹之, 內陰中, 蟲即
용면작옥경　장단대소수의　이장급이판면과지　내음중　충즉
著來出, 出復內, 如得大夫, 其虫多者卅, 少者廿。"
저래출　출복내　여득대부　기충다자삽　소자입

황제의 물음에 소녀가 다음과 같이 대답했다.
"여성이 스물여덟아홉 살에 마치 스물서너 살처럼 보이고, 음기(陰氣)가 매
우 왕성하여 남성이 그리워 견딜 수 없게 되면 음식이 맛이 없고, 온 맥이
몸을 충동하여 정맥(精脉)이 가득 차고 음정이 흘러 옷을 버릴 지경이 됩니
다. 그러면 여성의 국부에 말총 같은 벌레가 있는데, 길이가 3푼입니다. 붉
은 벌레는 몸부림을 치고 검은 벌레는 거품을 내뿜습니다.
치료하는 처방은, 밀가루로 옥경의 모양을 만들되 길이와 굵기는 임의대로
하고, 간장을 묻힌 면포 두 조각으로 싸서 음도에 삽입하면 벌레가 붙어 나
옵니다. 벌레가 나오면 다시 집어넣기를 남자 성기로 삽입하듯이 합니다.
이 벌레는 많으면 30마리 가량 되고, 적으면 20마리 가량 됩니다."

　오랜 기간 성생활이 단절되면 각종 심신의 질병이 생길 수 있다. 그런데 그 성적 욕구불만이 귀신, 즉 꿈속의 환상과 교합하여 해소하려는 귀교로 표출될 수 있다. 성욕을 억압하면 수면 중에, 혹은 꿈과 함께 유발되는 남성의 몽정과 같은 증세이다. 욕구불만이 사기(邪氣)가 되어 환상적인 요괴와 교접하는 병이다.

　이 병은 불감증 여성들, 즉 성감을 느끼지 못해 열등감에 빠진 채 늘 긴장하여 성적 즐거움을 얻는 일에 적극적으로 몰두하는 여성들에게도 많이 생긴다. 이런 경우 억압되어 있던 성욕이 꿈을 통해 표출되곤 하는데, 현실의 교접보다 훨씬 환상적인 체험을 주기도 한다.

　그런데 귀교는 심리불안을 초래하고 심장과 혈액순환계에 악영향을 끼친다. 귀교는 위중하지는 않지만 거듭되면 점점 심신이 쇠약해지므로 빨리 적절한 조처를 취해야 한다.

　필자 역시 20대 초반부터 금욕적인 종교생활에 심취한 적이 있었다. 성적으로 가장 왕성한 시기에 자위를 포함한 일체의 성행위뿐만 아니라 성적 상상조차 금지하는 혹독한 마음수련을 행했다. 하지만 무의식적인 성욕구까지 모조리 없앨 수는 없었다. 정액이 일정 기간 쌓이면 수면 중에 몽정이 일어나곤 했다. 그 와중에 때로는 아리따운 여인이 나타나 유혹하기도 했고, 『소녀경』에 기술된 것처럼 요괴가 등장하여 나를 휘감기도 했다. 그럴 때면 안타깝게 몽정을 제어하려고 몸부림치기도 했지만, 때로는 꿈을 통해 몽환적인 체험을 하기도 했다.

필자는 성교육을 시작하면서 이런 사례자들을 종종 만나왔다. 주로 성적 단절이 오래 진행된 독신이나 돌싱, 섹스리스 부부들, 혹은 필자의 경험처럼 종교적 이유로 금욕을 억지로 행해온 분들이 많았다. 때로는 비사정 수련을 행하는 초기에 성에너지 순환이 원활하지 못해 몽정을 겪기도 한다. 비사정 수련의 경우는 금욕하는 것은 아니기 때문에 수련이 진전됨에 따라 자연히 몽정은 줄어들고 꿈속에서 무의식적인 제어도 가능해진다.

그렇다면 귀교를 어떻게 호전시킬까? **소녀경의 처방은 먼저 남성과의 교접을 권한다.** 이때 남성에게 사정을 하지 않게 하는 것은 욕구불만에 빠진 여성을 충분히 만족시킬 수 있어야 한다는 의미일 것이다. 밤낮을 쉬지 않고 교접을 하면 중증인 사람이라도 7일 이내에 반드시 낫게 된다고 한다. 만일 남자가 피로를 느껴 적극적으로 교접하지 못하면 음경을 깊이 삽입한 채 움직이지 않기만 해도 좋다. 이렇게 깊이 삽입한 채 움직이지 않으면 사정조절이 쉬울 것이고, 오히려 여성은 더 깊은 성감이 일어나 성적 충족에 이르기 쉬울 것이다.

소녀경의 두 번째 처방은 자위행위이다. 자위행위는 상대가 없을 때도 언제든 쓸 수 있는 지혜로운 처방이 될 수 있다. 우선 『소녀경』의 원문을 살펴보도록 하자.

"여성이 스물여덟, 아홉 살에 마치 스물서너 살처럼 보이고, 음기 (陰氣)가 매우 왕성하여 남성이 그리워 견딜 수 없게 되면 음식이 맛이 없고, 온 맥이 몸을 충동하여 정맥(精脈)이 가득 차고 음정이 흘러 옷을 버릴 지경이 됩니다. 그러면 여성의 국부에 말총 같은 벌레가 있는데, 길이가 3푼입니다. 붉은 벌레는 몸부림을 치고 검은 벌레는 거품을 내뿜습니다.

치료하는 처방은, 밀가루로 옥경 모양을 만들되 길이와 굵기는 임의대로 하고, 간장을 묻힌 면포 두 조각으로 싸서 음도에 삽입하면 벌레가 붙어 나옵니다. 벌레가 나오면 다시 집어넣기를 남자 성기로 삽입하듯이 합니다. 이 벌레는 많으면 30마리 가량 되고, 적으면 20마리 가량 됩니다."

여기서 여성의 국부에 생기는 말총 같은 벌레가 무엇을 뜻하는지는 정확히 알 수 없으나, 오랜 성단절로 인한 질의 움직임을 표현하는 것으로 이해하면 무난할 것이다. 붉은 벌레는 몸부림을 치고 검은 벌레는 거품을 내뿜는다고 하지 않았는가?

밀가루로 옥경 모양을 만든다는 건 모조성기, 즉 현대의 딜도와 같다고 보면 된다. 이런 모조성기로 성욕구가 해소될 때까지 자위행위를 하라는 이야기인데, 노골적으로 표현하기가 어려워 질병을 치료하는 이야기와 비유로 포장한 것으로 보인다.

세 번째는 좌훈요법과 복약 처방이다.

"유황을 몇 냥 태워 그 연기를 음부에 쏘여주고 동시에 녹각을 가루로 만들어 약숟갈로 하나 분량만 먹이면 즉시 낫는다. 다른 방법으로는 녹각을 한 번에 한 약숟갈씩, 매일 세 번씩 나을 때까지 복용해도 된다."

여기서 유황을 태워서 그 연기를 음부에 쏘여주는 것은 좌훈요법을 말한다. 좌훈요법은 여성의 성기관과 골반을 따뜻하게 해주어 울체된 에너지를 풀어주는 효과를 발휘할 수 있다.

귀교의 치료약으로는 먼저 유황을 권하고 있다. 유황은 황록색의 광물성 생약으로 보양(補陽), 발한(發汗), 거담(祛痰), 지혈(止血)에 효과가 좋고 변비, 위장 허약, 피부 가려움증에 특효가 있다. 예로부터 유황은 초인적인 힘을 내는 차력, 귀금속 혹은 불로장생약을 만드는 연금술 재료로 사용해왔다. 또한 귀신을 쫓고 복을 가져오는 부적을 만드는 재료로 유황과 수은의 화합물인 주사를 사용하기도 한다.

녹각은 강장, 강정, 해열의 효과가 있으므로 억압된 욕망이나 성능력을 자극해서 끌어내준다. 녹각에 대해서는 다음 장에도 언급되므로 다음 장에서 자세히 설명하겠다.

제26강

·

소녀경의 불로장생 정력제

彩女曰：“交接之事既聞之矣，敢問服食藥物，何者亦得而有效？”
<small>채녀왈　교접지사기문지의　감문복식약물　하자역득이유효</small>

彭祖曰：“使人丁強不老，房室不勞損氣力，顏色不衰者，莫過
<small>팽조왈　사인정강불로　방실불로손기력　안색불쇠자　막과</small>

麋角也。其法：取麋角，刮之為末十兩，輒用八角生附子一枚合
<small>미각야　기법　취미각　팔지위말십량　첩용팔각생부자일매합</small>

之，服方寸匕，日三，大良。亦可熬麋角令微黃，單服之，亦令
<small>지　복방촌비　일삼　대량　역가오미각령미황　단복지　역영</small>

人不老。然遲緩不及用附子者，服之廿日，大覺。亦可用隴西
<small>인불로　연지완불급용부자자　복지입일　대각　역가용농서</small>

頭伏苓分等捧篩，服方寸匕，日三，令人長生，房內不衰。”
<small>두복령푼등봉사　복방촌비　일삼　영인장생　방내불쇠</small>

채녀가 물었다.

"교접에 대한 것은 이제 많이 들었으므로 다른 것을 묻겠습니다. 약을 복용하자면 어떤 것이 효과가 있겠습니까?"

팽조가 대답했다.

"사람을 건장하고 늙지 않게 하며, 교접에도 지치지 않고 기력이 손상되지 않게 하며, 얼굴이 노화되지 않게 하는 데는 미각 이상으로 좋은 약은 없다.

그 처방은 미각을 가루로 만들어 10냥(약 375그램)에 팔각 생부자 1개를 섞어 한 약숟갈씩 하루 3회 복용하면 큰 효험을 볼 수 있다.

또 미각을 노르스름해질 때까지 달여서 이것만 복용해도 쇠로하지 않는다.

그러나 효과가 이것에 부자를 넣은 것보다는 더디다. 부자를 넣은 것을 복용하면 20일이 지나면 매우 좋은 효과가 나타난다.

또 농서의 좋은 복령 몇 푼을 빻아 채로 쳐서 한 약숟갈씩 하루 3회 복용하면 오래 살 수 있고, 교접에도 쇠퇴하지 않는다."

　이제까지 교접의 도에 대해서는 많이 언급했으니, 이 장에서는 정력을 증진시키고 불로장생을 가져다주는 강정제를 몇 가지 제시하고 있다. 팽조는 먼저 인간을 강장하고 늙지 않게 하며 교접에도 지치지 않게 하는 데는 미각(麋角) 이상으로 좋은 약은 없다고 강조했다.

　미각은 사슴의 뿔인데, 사슴은 발정기가 되면 숫사슴 한 마리가 200마리의 암사슴에게 수정시킬 능력을 가진다고 한다. 사슴은 발정기인 봄에 뿔이 새로 돋아난다. 사슴의 뿔은 늦봄에 저절로 떨어지는데 이어서 그 자리에 새 뿔이 자란다. 이 자라기 시작한 뿔을 녹용(鹿茸)이라고 한다. 부드러운 가는 털로 덮여있고 혈관이 많이 들어있으며 칼슘이 풍부하다.

　8월경부터 가을에 걸쳐 내부에 칼슘이 생겨 골질의 뿔로 된다. 성분은 콜라겐, 인산칼슘, 탄산칼슘, 단백질 등으로, 강정 강장 효과가 높아 보정 강장약으로 쓴다. 증혈작용과 생식기능을 흥분시키는 작용이 있기 때문에 발기부전이나 불임증에도 쓰인다. 발정기가 지나면 뿔이 더 자라면서 굳어지는데 이것이 미각이고, 뿔갈이를 할 때 떨어져 나가는 것이 녹각(鹿角)이다. 녹용이 효과가 가장 크다.

　사슴은 고기·피·대아(大牙, 송곳니)·꼬리·양구(陽具, 생식기) 등 모든 부위가 강정강장약으로 쓰인다. 양구(陽具), 즉 녹편(鹿鞭)이라는 것은 사슴의 생식기를 건조시킨 것으로서 칼로 깎아서 술과 함께 마신다. 녹혈(鹿血)은, 달인 인삼을 100일 동안 마시게 한 암사슴의 콧잔등을 삼릉침으로 찔러 받으면 좋다. 이 녹혈을 술과 함께 매일 한 번씩 마시면 아무리 방탕하더라도 허약해지지 않는다. 녹혈과 고기를 사용하여 매일 밤 두 번씩 사정해도 피로를 느끼지 못하여, 11명의 처첩을 차례로 말라 죽게 한 사냥꾼 이야기도 있다.

본초서에 보면 녹각은 열을 발산시키고 혈행을 도우며, 녹각상(鹿角霜, 딱딱하게 굳은 녹각교를 말린 뒤 부숴서 만든 가루약)은 폐결핵·혈뇨에 효과가 있고, 녹용은 보양·익혈·보수를 하고, 몽정·도한과 모든 허약증에 특효가 있다고 하여 각각 그 효능을 구분하고 있다. 결국 방중용으로는 녹용이라야 하며, 녹용은 성호르몬 보강작용을 할 뿐 아니라, 일반적으로 체질허약·노이로제·임포텐스·노화방지·심장신경증 등에 특효가 있다고 한다.

부자는 미나리아재비과에 속하는 다년생 투구꽃의 덩이뿌리이다. 팔각생부자는 8쪽이 제대로 붙은 상품에 속하는 것으로, 좀처럼 보기 힘든 매우 희귀한 것이라고 한다. 부자는 신장의 양기를 보하며 강심작용이 있다. 각종 만성질환에 따른 양기쇠약, 전신과 사지관절마비, 냉감, 만성궤양, 곽란, 설사 등에 쓰인다. 약리작용으로 심장근육수축, 혈압상승, 항염, 진통, 항한랭작용, 면역증강작용, 뇌하수체 및 부신피질 흥분작용, 혈당강하작용 등이 보고되었다. 맛은 맵고 달며 성질은 따뜻하다. 사약의 주성분으로 쓰일 정도로 독성이 있어서 사용에 주의가 필요하다.

미각만으로 효과가 더딜 때 부자를 넣어 복용하면 20일이 지나 매우 좋은 효과가 나타난다고 언급하고 있다.

녹용을 술에 담궈 정력주인 녹용주로 손쉽게 섭취하는 방법을 하나 소개하겠다. 나이가 들면 누구나 원기가 떨어지고 정력이 감퇴되는 것을 경험한다. 심하면 발기가 약해지거나 발기가 아예 안 되는 현상이 심심찮게 생기곤 한다. 이럴 땐 정력증진 훈련과 함께 정력증진 식품을 보강해주는 게 좋다.

특히 술은 적당히 마시면 기혈순환을 증진시키고 성적 흥취를 돋우는 데 탁월하다. 이런 술에다 정력을 보강하는 약제를 첨가하면 정력주로서 손상이 없을 것이다. 원기와 정력을 보강해주는 가장 효과적인 정력주 중의 하나가 바로 녹용주이다.

녹용주는 정력감퇴, 허약체질, 기혈쇠약을 보해준다. 특히 양기부족, 조루증, 여성의 불감증과 대하증을 없애주고, 소변이 잦은 것과 허리 및 다리가 아프고 저린 것을 다스린다. 아래의 녹용주를 만들어 자기 전에 한잔씩 마시면 힘이 샘솟음은 물론 피로가 가시고 피부가 윤택해진다.

녹용주 만드는 법

1. 재료
녹용 75g(두 냥), 소주(30도) 1.8L, 흑설탕 100g

2. 담그는 법
① 얇게 썬 녹용을 용기에 넣고 30도의 소주를 붓고 흑설탕을 넣고 밀봉한다.

② 서늘한 곳에서 2개월 이상 저장한다. 2개월 이상이 지나면 천이나 여과지로 술을 거른다.

③ 산에서 나는 마 또는 대추, 인삼 등 그 밖의 재료를 첨가해도 좋다.

3. 복용방법
① 하루 1~2회 소주잔으로 한 잔씩 마신다. 특히 자기 전에 한 잔씩 마시면 좋다.

② 술을 걸러낸 후 말린 녹용은 가루로 만들어 하루에 1티스푼씩 복용한다.

칠상(七傷)을 치료하는 고양부(高陽負) 갱생환(更生丸, 복령환)

또한 『소녀경』에 복령(茯笭)에 대한 언급이 있어 복령이 가미된 강정 처방전을 하나 소개하겠다. 복령은 오래 된 큰 소나무 뿌리 주위에 기생하는 균체(菌體)다. 복령은 식욕을 돕고 폐기능을 보강하며, 소염, 구토, 이뇨에 활용된다. 특히 알맹이가 흰 백복령(白茯笭)은 심(心) 기능을 보강하여 교감신경을 안정시켜주므로 보약에 주로 활용된다.

이 복령이 가미되어 칠상(七傷)을 치료하는 고양부(高陽負) 갱생환(更生丸)을 소개하면 다음과 같다.

황제가 고양부(高陽負)에게 물었다.

"나는 소녀로부터 남자의 5로7상(五勞七傷), 여성의 음양격폐(陰陽隔閉), 적백대하증(赤白帶下症), 불임증(不姙症) 등에 관한 이야기를 들었다. 이러한 병이 어떠한 원인에 의하여 일어나는지 설명해주기 바란다."

고양부가 대답했다.

"그것은 참으로 좋은 질문입니다. 남자의 5로6극7상(五勞六極七傷)의 병은 모두가 근본원인이 있습니다. 먼저 칠상의 증세부터 말씀드리겠습니다.

첫째 음부에 땀이 흐르는 음한(陰汗), 둘째 성기가 위축되는 음쇠(陰衰), 셋째 정액이 묽어지는 정청(精淸), 넷째 정액이 적어지는 정소(精少), 다섯째 음낭 밑이 냉습하고 가려운 음하습양(陰下濕瘍), 여섯째 소변의 횟수가 줄어들고 시원하지 않은 소변삭소(小便數少),

일곱째 성교 불능증인 음위(陰痿)라는 일곱 가지 증세입니다."

황제가 말했다.
"7상의 치료법은 어떠한가?"

"사계절의 신약으로 복령(茯苓)이라는 것이 있습니다. 봄, 여름, 가을, 겨울 어느 때를 막론하고 병의 증상에 따라서 이것을 안배하여 사용합니다. 냉병에는 열약을 더하고, 온병에는 냉약을 더하고, 풍병에는 풍약을 더하고, 찰색(察色)과 진맥(診脈)을 하여 병에 따라 약을 더합니다. 봄철 3개월간은 복령을 약재로 쓴 갱생환(更生丸)을 가지고 남자의 5로7상을 치료할 수가 있습니다.

성기가 위축되었을 때, 음낭 밑에 종기가 생겼을 때, 허리나 등이 아플 때, 두 무릎이 시리거나 열이 날 때, 부어서 걷지 못할 때, 바람을 맞으면 눈물이 나고, 멀리 보면 눈이 아물거릴 때, 기침이 날 때, 살갗이 누렇게 떠서 원기가 없을 때, 방광이 아플 때, 소변에 피가 섞여 나올 때, 옥경이 아프고 상처를 입었을 때, 오줌이 저절로 흘러나올 때, 악몽에 놀라고 시달릴 때, 입이 마르고 혀가 뻣뻣하고, 식욕이 없을 때, 원기가 쇠진했을 때, 혹은 일곱 가지 금기사항을 범하여 병에 걸렸을 때에는 이 약이 매우 잘 듣습니다.
조제법은 다음과 같습니다.

복령(茯苓) 4푼 (소화불량일 경우 3분의 1 증량)
창포(菖蒲) 4푼 (귀가 들리지 않을 경우 3분의 1 증량)
산수유(山茱萸) 4푼 (몸이 가려울 경우 3분의 1 증량)

괄루근(括蔞根) 4푼 (입이 마를 경우 3분의 1 증량)

토사자(菟絲子) 4푼 (음위는 2분의 1 증량)

우슬(牛膝) 4푼 (기관이 부조화인 경우 2배 증량)

적석지(赤石脂) 4푼 (내상인 경우 3분의 1 증량)

건지황(乾地黃) 7푼 (열이 있는 경우 3분의 1 증량)

세신(細辛) 4푼 (눈이 침침할 경우 3분의 1 증량)

방풍(防風) 4푼 (감기가 들었을 경우 3분의 1 증량)

서여(薯蕷) 4푼 (음습양인 경우 3분의 1 증량)

속단(續斷) 4푼 (치질인 경우 4분의 1 증량)

사상자(蛇床子) 4푼 (정기부족인 경우 3분의 1 증량)

백실(柏實) 4푼 (체력 감퇴인 경우 배 증량)

파극천(巴戟天) 4푼 (음위인 경우 3분의 1 증량)

천웅(天雄) 4푼 (정신불안인 경우 3분의 1 증량)

원지피(遠志皮) 4푼 (놀라고 불안한 경우 3분의 1 증량)

석곡(石斛) 4푼 (몸이 아플 경우 배 증량)

두충(杜冲) 4푼 (신허요통인 경우 3분의 1 증량)

육종용(肉蓯蓉) 4푼 (음경이 냉하고 위축된 경우 배 증량)

이들 20가지 재료를 빻아 가루로 만든 다음 채로 쳐서, 꿀로 오동나무 씨 크기의 환약을 만들어 3알씩 하루 세 번 복용합니다. 효과가 없으면 효과가 나타날 때까지 조금씩 양을 늘려갑니다.

또 가루약으로 약숟갈 분량을 죽과 함께 먹어도 됩니다. 7일 만에 효과가 나타나고 10일 만에 치유되며, 30일 후에는 정상적인 상태로 회복이 됩니다. 장기간 복용하면 늙어서도 점점 왕성해집니다.

단 복용 중에는 돼지고기, 양고기, 냉수, 날 것 등은 금해야 합니다."

이 고전 처방은 직접 한의사를 통해 조제하여 복용해본 적이 있다. 인용문에 언급된 것처럼 빠르고 극적인 효과는 아니지만 어느 정도 효과는 체험하였다. 독자분들도 정력 약화나 성문제를 겪을 때 한번 활용해보기 바란다.

앞에서 소개한 정력 보약 외에도 성고전이나 한의학서에는 많은 정력 비방들이 소개되어 있고, 현대에도 새롭게 개발한 정력제나 보약들이 무수히 많다. 자신에게 적합한 보약이나 특별한 음식을 찾아 주기적으로 보양해주는 것도 좋을 것이다. 하지만 **우리가 일상적으로 섭취하는 주식을 평소에 잘 먹는 것이 무엇보다도 중요하다. 밥이 바로 보약이다.**

조선시대의 명의 허준 선생도 그의 저서 『동의보감』에서 정력 증진법으로 성기관 단련법에 이어 두 번째로 오곡을 잘 섭취하는 것이라고 적고 있다. 오곡이 정을 가장 많이 만들어낸다는 것이다. 세 번째 방법으로 비로소 특별한 보약 몇 가지를 추천했다. 평소 먹는 주식이 건강식이 아니라면 가끔 특별히 먹는 보약이 얼마나 그 효과를 발휘할 수 있겠는가?

그리고 평범한 먹거리 중에 이미 탁월한 정력 식품들이 무수히 많다는 사실! 마늘, 토마토, 전복, 미꾸라지, 굴, 부추, 복분자, 장어 등은 우리 주위에서 쉽게 구할 수 있고, 효과가 검증이 된 대표적인 정력 식품들이다. 정력에 좋은 식품은 우리 몸에도 좋을 뿐만 아니라 부부관계도 더욱 더 돈독하게 만들어줄 것이다.

에너지섹스 시대를 여는 사랑의 건강법

각종 남녀 성문제 해결에서부터 충만한 에너지오르가즘 체험까지!
20년 실전 성교육과 방송을 통해 그 효과가 증명된 국내 유일의 '에너지오르가즘발전소'
타오러브에서 그 해답을 찾아보세요.

에너지 오르가즘과 기역도 강한 남성훈련

에너지오르가즘 훈련과 최고수 성테크닉을 익히고 강한 남성으로 거듭나는 기역도 프로그램!

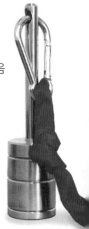

기역도는 오직 성기관의 힘으로 중량추를 들어 올리는 최강의 남성훈련 입니다. 회음 근육과 PC근육을 포함하는 모든 성근육을 단련하고 강한 성에너지를 발생시켜 성 기능 향상은 물론 장기, 뇌, 골수를 활성화하여 건강과 회춘을 가져다줍니다.

기역도 프로그램은 명품 악기를 빚어내는 명도훈련을 기본으로, 고품격 성의 원리 와 성지식을 실전에 응용하여 여성의 에너지오르가즘 잠재력을 활짝 깨우는 애무 와 삽입테크닉, 체위 등의 최고수 실전 성테크닉 모두를 포함하고 있습니다.

에너지오르가즘과 은방울 사랑받는 여성훈련

에너지오르가즘 훈련과 최고수 성테크닉을 익히고 사랑받는 여성으로 거듭나는 은방울 프로그램!

여성은 선천적 명기보다 노력에 의해 개발된 후천적 명기가 더욱 탁월합니다. 성기 관의 수축력이 커지고 감각이 깨어나 자신의 오르가즘을 깊게 할 수 있을 뿐 만 아니라, 골반이 부드럽고 따뜻해져 싱대 남성에게 깊은 즐거움을 선사 하고 남성의 성반응을 자유자재로 도와줄 수 있기 때문입니다.
여성의 성근육 단련과 성에너지, 성호르몬 증진을 통해 성기능 향상과 성적 매력은 물론 건강한 아름다움에까지 도달하는 최상의 방법, 은방 울 여성훈련의 특징입니다.

'에너지오르가즘' 성교육 커뮤니티
www.taolove.kr
"온라인 강좌로도 공부할 수 있습니다."

타오월드 소개

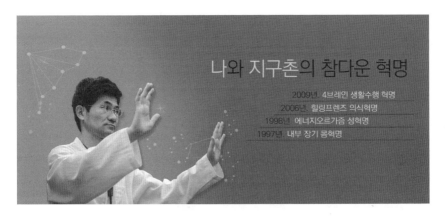

타오월드는 비전의 타오양생법을 과학적으로 체계화한 〈4브레인 생활수행〉을
실천하고 보급하는 단체로, 생명에너지를 높여 100세 젊음의 완전 건강을
얻고 궁극적으로 〈참 나〉를 회복하여 성·몸·마음·정신의 전인적 행복을
누리는 데 그 목적이 있습니다.

MISSON

성·몸·마음·정신의
전인적 행복과
복된 지상선경 구현

VISION

4브레인 생활수행
실천 회원 50만명 모집

PLAN

전국민 건강증진과
의식향상을 위한
온라인 오프라인 연계 교육,
국내외 네트워크 구축

타오러브 · 기공 · 명상 마스터 아카데미

4 브레인 생활수행 타오월드

교육과 힐링, 수련물품 구입 문의 (02) 765-3270

www.taoworld.kr/www.taolove.kr

종로3가역 7번출구 창덕궁방향 7분거리, 일중빌딩 2층

4브레인과 통(通)의 건강과 행복원리

타오수련은 통과 순환이라는 건강과 행복의 원리 아래, 전인적 성장과
행복을 위해 성뇌(생명뇌, 하단전), 복뇌(신체뇌, 하단전), 심뇌(감정뇌, 중단전),
두뇌(생각뇌, 상단전)를 각각 치유하고 수련하는 통합적인 프로그램으로
구성되어 있습니다.

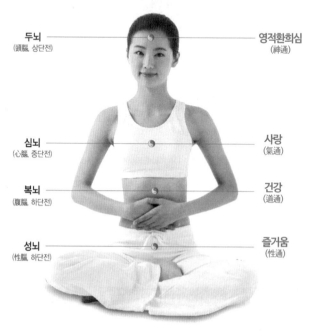

4브레인	초급	중급	고급	힐링법	수련도구
성뇌 (생명뇌) 타오러브	기역도/은방울 단기과정	기역도/은방울 에너지오르가즘 훈련	골수내공과 에너지오르가즘 고급과정	골반힐링	기역도 은방울 맥뚜리
복뇌 (신체뇌) 타오요가	복뇌건강법 두드리기 골기건강법	깨어나는 몸神 수련	장기힐링마사지 전문가	장기힐링 칠심봉 골기힐링	배푸리 철삼봉
심뇌 (감정뇌) 타오기공	배꼽호흡 맥뚜리건강법	에너지순환 소주천	오기조화신공 감리명상 오감밀봉 천인합일	코스믹힐링	목푸리 베개
두뇌 (생각뇌) 타오명상	내면 미소명상 배꼽명상	함께 창조 워크숍		원격힐링	

4브레인 생활수행의 단계와 품계

3층	9단계	품계	4브레인	4通 4仙	수련과정	성뇌수련 (오르가즘 경향)	복뇌수련 (체질 경향)	심뇌수련 (심리 경향)	두뇌수련 (정신 경향)
하승 下乘	1단계	도문1 (道門)	성뇌		복뇌건강법	몸은 밸런 오르가즘 (말초쾌감)	병체질	무감정	사고 의식
	2단계	도문2 (道門)		道通 地仙	깨어나는 골반수련	말단 백박 오르가즘	음체질	혼란된 감정	혼란된 의식
	3단계	도문3 (道門)	복뇌	人仙	함께 창조 워크샵	연정된 골반 오르가즘	건강된 음체질	분열된 감정	분열된 의식
중승 中乘	4단계	도술 (道術)		氣通	에너지오르기춤	에너지 오르가즘	무중독 에너지 체질	직관적 감정	직관적 의식
	5단계	도인 (道人)	심뇌		고급 에너지기춤	정신 에너지기춤 (음양의식)	완전건강 에너지 체질	통일된 감정	통일된 의식
	6단계	도의 (道義)			골수내공 훈련	골수 에너지기춤	완전건강 에너지 체질	정돈된 감정	정돈된 의식
상승 上乘	7단계	도의 (道醫)	두뇌	神通 天仙	오기조화신공 (대주천)	엑스터시 (무아지경)	영성체질 묘태	감정 해방	통찰의식 출현
	8단계	도성 (道聖)			건곤단법 (전신주천)	엑스터시 (황홀감)	영성체질 임태	감정 조련	초월의식 연장
	9단계	도신 (道神)			오감일호 천지합일 천인합일	엑스터시 안심	영성체질 완성	감정 조절	초월의식 완성

대표적인 4브레인 생활수행 프로그램

- 타오러브 · 기공 · 명상 마스터 과정 -

복뇌건강법과 장기힐링마사지
원초적 생명력을 일깨우는 최고의 자연건강법

소화 · 흡수만 하는 줄 알았던 우리 몸의 오장육부가 '두뇌'와 같은 기능을 한다는 사실이 여러 연구를 통해 속속 밝혀지고 있습니다. 명치부터 골반까지, 위와 소장, 대장 등을 포함하는 복부는 원초적인 생명력이 살아 숨 쉬는 곳이요, 자율적인 생명기능과 자가치유기능의 발원지입니다. '복뇌건강법'과 '장기힐링마사지'는 생명의 블랙박스인 '복뇌'를 이완하고 강화하여 스스로 몸을 다스리고 치유할 수 있는 지혜를 나눠드립니다.

타오기공-소주천
치유와 활력의 샘 – 소주천 100일 완성

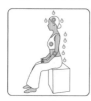

소주천은 소우주 회로인 임맥과 독맥을 여는 수련으로, 소주천을 완성하면 온몸이 진기(眞氣)로 가득차서 완전 건강체가 되고, 몸과 감정, 정신이 하나로 통합됩니다. 이제 그동안 비전으로 어렵게 전수되어 왔던 소주천 개통법을 쉽고 체계적인 방법으로 공개합니다. 기존의 호흡 위주의 수련과는 달리, 천기와 지기를 받아들여 단전에서 회전시키고 천골과 두개골 펌프를 진동시키는 혁신적인 공법을 통해, 단전의 축기 느낌을 빠르게 얻고 소주천 개통을 단시일에 이룰 수 있는 비법을 공개합니다.

타오러브
사랑과 건강, 깨달음을 부르는 성에너지의 연금술

타오러브는 생명력의 원천인 성에너지를 낭비하지 않고 몸으로 되돌려 지고의 즐거움과 건강, 깨달음으로 승화시키는 사랑의 도입니다. 지금까지 소수에게만 비전되어온 고품격 성 비법을 현대인들의 아름답고 건강한 성을 위해 과학적으로 쉽게 체계화하여 공개합니다. 각종 성문제 해결에서부터 만족스러운 멀티 오르가즘까지! 국내 유일의 살리는 성교육 〈타오러브〉에서 그 해답을 찾아보세요.

타오명상
심신의 평화와 건강을 얻는 행복의 연금술

내 몸과 마음의 고요한 혁명을 통해 순간순간의 환희와 자유를 얻으십시오! 타오명상은 삶의 순간순간을 행복하게 창조해나가는 삶의 명상입니다. 타오명상은 심신을 함께 닦는 전통 타오명상법을 현대화한 것으로, 몸풀이와 미소, 이미지, 눈운동, 소리 등의 단순하면서도 강력한 툴을 사용하여 몸과 마음의 부자연스러운 갑옷을 동시에 벗겨냅니다.

타오북스

- 만탁 치아 타오 내면의 연금술 시리즈 -

5장6부를 되살리는
장기 氣마사지

인체의 뿌리인 5장6부를 직접 다루는 장기 氣마사지를 동서양의 개념을 동원하여 가장 체계적인 방법으로 소개한 책. 장기 제독법은 물론, 치유에너지 배양법과 각종 진단법, 질병별 적용기법과 치유사례까지 장기 기마사지를 누구나 심도있게 활용할 수 있도록 자세히 소개했다.

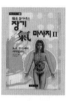

풍을 몰아내는
장기 氣마사지 II

風이 몸 안에 갇히면 병기와 탁기가 되어 중풍, 심장마비, 등 각종 장애, 질병을 일으킨다. 장기 氣마사지 II 에서는 엘보우 테크닉을 사용하여 복부와 신체 각 부위에 갇힌 풍을 몸 밖으로 몰아내고 기혈의 흐름을 회복하여 신선한 양질의 氣로 장기와 내분비선을 채우는 법을 배운다.

누구나 쉽게 이루는 소주천 100일 완성
치유에너지 일깨우기

국내 최초로 소개되는 과학적 소주천(小周天) 수련의 결정판!

치유와 활력의 샘인 소주천을, 과학적인 방식으로 접근하여 누구나 쉽고 빠르게 개통하는 최신 공법을 공개했다.

골수와 성에너지를 배양하는
골수내공

세계적 氣전문가 만탁 치아가 달마대사가 전한 역근세수공의 비전을 과학적으로 낱낱이 공개한다! 뼈와 장기를 氣에너지로 감싸는 뼈호흡과 뼈압축, 두드리기 수련, 성에너지 마사지, 성에너지 배양을 위한 성기 氣역도, 옥알 훈련 등이 소개된다.

오장의 氣와 감정을 조화시키는
오기조화신공

팔괘의 힘으로 오장의 오기(五氣)와 천지기운을 융합시켜 부정적 에너지를 몰아내고 에너지 진주, 즉 단약으로 만들어 임맥과 독맥, 충맥을 여는 수련법. 더 나아가 양신(陽神, 에너지체)을 길러 공간에 투사하는 출신(出神), 분신(分身)의 선도 비법을 최초로 공개한다!

여러번 오르가즘을 얻는 타오 性테크닉
멀티 오르가즘 맨/커플

이 책은 부부간의 깊은 육체적 친밀감을 높이고 나아가 조화로운 정신적 결합을 통해 강렬한 멀티 오르가즘과 지고한 영적 황홀경을 얻는 실제적인 타오 성테크닉을 성의학적으로 제시했다.

타오북스 & DVD
- 이여명 에너지 연금술 시리즈 -

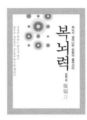

복뇌력(腹腦力)

소화, 흡수만 하는 줄 알았던 우리 몸의 오장육부가 '두뇌'와 같은 기능을 한다는 사실이 여러 연구를 통해 속속 밝혀지고 있다. 명치부터 골반까지, 위와 소장, 대장 등을 포함하는 복부는 원초적인 생명력이 살아 숨 쉬는 곳이요, 자율적인 생명기능과 자가치유기능의 발원지이다.
'복뇌건강법'은 '복뇌'를 이완하고 강화하고 각성하는 과정으로, 장을 풀어주는 간단한 동작과 댄스워킹, 셀프 장기마사지, 배꼽호흡, 배꼽명상의 5단계로 이루어져 있다. 무척 쉽고 간단한 동작만으로 누구나 효과적으로 복뇌를 깨우고 강화할 수 있다.

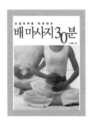

배마사지 30분

동양 전통의 약손요법을 현대 과학의 지혜로 되살려낸 배마사지는 우리 몸의 자연치유력을 높여 몸과 마음을 편안하게 해 준다. 이 책은 인체의 뿌리이자 중심을 다스리는 장가마사지를 일반인들이 손쉽게 따라할 수 있도록 아름다운 화보와 함께 구성했다.
각 장기를 마사지할 수 핸드테크닉에서부터 스트레스, 복부비만, 소화불량, 변비, 두통, 생리통, 고혈압, 지방간, 천식, 아토피성 피부염, 요통 등 증상에 따라 장기마사지를 시술할 수 있는 실용적인 방법을 제시했다.

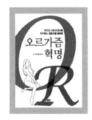

오르가즘 혁명

에너지 오르가즘과 동양 성학의 전문가인 이여명 박사가 20세기 초의 혁명적 성이론가인 빌헬름 라이히의 오르가즘론을 현시대에 걸맞게 재조명하고 동양의 성학 관점으로 더욱 발전적으로 해체·완성시킨 작품. 이 책에서는 성행위가 심신건강뿐만 아니라 사회구조에 미치는 영향을 중심으로 라이히의 성격분석 이론, 오르가즘론, 성정치운동, 생장요법, 오르곤론 등의 핵심 개념들을 심리학, 사회학, 생물학, 자연과학, 에너지학적으로 폭넓으면서 심도있게 분석·정리했다.

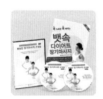

뱃속다이어트 장기마사지   책/DVD(2개세트)

뱃속이 뚫려야 뱃살이 빠진다. 하루 15분, 뱃살도 빼고 건강도 얻는 가장 탁월한 셀프 뱃속다이어트 장기마사지 프로그램. 셀프 장기마사지 방법 외에 장운동과 복근운동, 기공호흡법, 배푸리, 장청소 디톡스 프로그램, 주고받는 장기마사지 등 뱃살관리는 물론, 건강과 생활 진반이 향상되는 입체적인 프로그램을 제시했다.

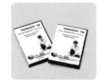

이여명 장기氣마사지 실천테크닉 DVD(5개세트)

장기힐링을 위한 전문가용 실전 장기마사지 테크닉 동영상 강의. 국내 장기마사지 창시자 이여명 박사가 누구나 장기마사지법을 손쉽게 따라할 수 있도록 재미있고 명쾌하게 강의했다. 아름다운 모델과 입체적 화면 구성으로 지루하지 않게 공부할 수 있도록 배려했다.

4브레인 생활수행 물품

- 건강 수련도구 -

뱃속~ 뻥! 뱃살~ 쏙!
배푸리

실용신안등록출원 0326033

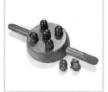

국내 장기마사지 창시자 이여명 회장이 고안한 셀프 장기마사지 기구

배푸리에 그저 깔고 엎드려 있으면 굳은 장기가 부드럽게 풀리면서 숙변이 쏙 빠지고, 다이어트는 물론 찌뿌듯했던 몸이 날아갈 듯 가벼워집니다. 활기차고 당당한 삶, 이제 배푸리 건강법으로 시작하십시오!

맑은 아침을 깨우는~
도리도리 목푸리

디자인등록 출원번호 0582683

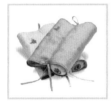

무심코 베는 베개가 소리없이 당신을 죽이고 있다?

인생의 1/3을 차지하는 잠! 편안한 잠자리를 위해 고급침대와 이불, 공기청정기까지 사용하지만 정작 잠의 질은 베개에 달려있다는 사실을 아십니까? 목푸리 베개는 목의 만곡선을 살려주고 적당한 자극으로 굳은 목을 풀어줄 뿐만 아니라 내장된 편백나무에서 나오는 은은한 향으로 깊은 숙면을 유도해 상쾌한 아침을 맞이할 수 있도록 합니다.

배꼽·회음(전립선)힐링기구
맥뚜리

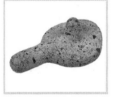

배꼽과 항문만 뚫어도 건강해지고 활력이 넘칩니다!

맥뚜리는 맥반석의 따뜻한 기운과 지압봉으로 배꼽과 항문을 효과적으로 뚫어주는 온열지압 힐링기구입니다. 인체의 중심혈인 배꼽이 통하면 복뇌(5장6부)가 살아나고 자연치유력과 면역력이 강해집니다.
인체의 뿌리혈인 항문(회음)이 통하면 남성은 전립선이 건강해지고 정력이 왕성해지며, 여성은 골반이 따뜻해지고 성감이 향상됩니다.

두드리면 강해지는
철삼봉(大, 小)

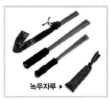

녹두자루 ▶

두드리면 강해집니다! 낫습니다!
뼛속까지 시원해집니다!

철삼봉은 스테인레스 가닥을 묶은 강력한 두드리기 도구로, 진동을 장기와 뼛속 깊숙이까지 효과적으로 전달합니다. 뼈는 인체의 버팀목인 동시에 정기의 보고. 철삼봉 두드리기는 골수의 재생을 촉진하여 골다공증을 비롯한 각종 질환을 예방하는 것은 물론, 정력과 활력을 샘솟게 합니다.

4브레인 생활수행 물품

- 성건강 수련도구 -

자율진동 케겔운동기구
은방울

특허출원번호: 2020090115375

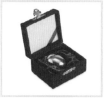

내 안의 여신을 깨우는 매혹의 진동!

은방울 내부에 장착된 진동추는 전기적 장치로 인한 것이 아닌 자연스런 진동을 유발시켜 케겔운동을 도와줍니다.
이제 안전하고 간편한 자율진동 운동요법으로 매력적인 명기로 거듭납시다!

케겔운동 보조기구
옥알

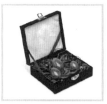

10년이 지난 부부도 3개월 신혼처럼!

옥알은 고대 황실에서부터 전해오는 비법으로 질의 수축력을 위해 고안된 여성 명기훈련용 운동기구입니다. 〈멀티 오르가즘 맨〉 책을 내면서 국내 최초로 소개한 옥알은 탤런트 서갑숙씨의 책에 언급된 이후 더욱 유명해진 것으로, 성적인 매력을 되찾고 성생활의 질을 극적으로 향상시켜 줍니다.

3Way 케겔파워 여성운동기구
女玉(여옥)

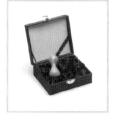

여자의 자존심을 되찾아줍니다!

명기훈련 기구인 옥알을 널리 보급해오다가 질괄약근 운동에는 약간의 아쉬움이 있어 여옥을 개발하게 되었습니다. 여옥은 질괄약근과 질내 성근육, 자궁경부를 동시에 운동할 수 있는 3Way 시스템 운동기구입니다. 여옥을 독립적으로 훈련하거나 옥알 혹은 은방울과 함께 훈련하여 사랑받는 여성으로 거듭나십시오.

대한민국 남녀 1%의 스포츠
기역도/질역도

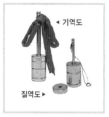

◀ 기역도

질역도 ▶

강한 남성, 매력있는 여성의 상징!

기역도와 질역도는 생식기의 힘으로 중량추를 들어 올리는 훈련으로 타오 수행자들 사이에 비전 되어온 강력한 골수내공 수련의 일부입니다. 성근육과 성기관은 남녀 건강의 핵심입니다. 성기관 단련으로 강한 남성, 사랑받는 여성으로 거듭나시기 바랍니다.